リハビリテーション医学

第4版

公益社団法人 東洋療法学校協会 編

土肥信之 著
出江紳一
関　　勝

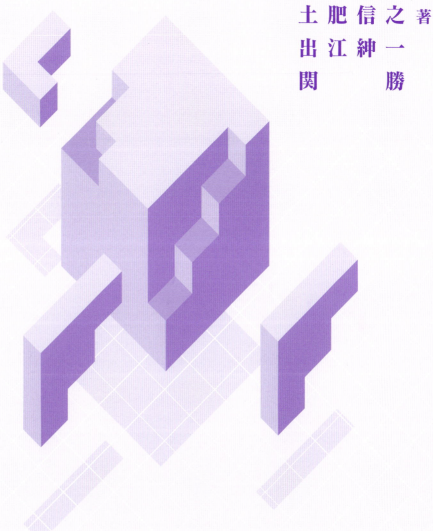

医歯薬出版株式会社

編　者　序

　我が国では，世界でも類を見ないほどのスピードで超高齢社会が進み，2020年には高齢者割合が人口の29％強となることが予想されております．このことは，当然，様々な慢性疾患を抱える方が増え，特に運動器を中心とした障害，機能低下を有する状況が拡大することを意味します．従って，今後の医療においてリハビリテーション医学の占める割合は今まで以上に大きくなると考えられます．また，介護が必要となる方々も増加しますし，在宅での医療の重要性もさらに高まっていくものと思量します．

　このような背景のもと，あはき師が今日的な医療，福祉の課題である現場において幅広く活躍すべき人材として登用されていくことも十分予想されます．また，リハビリテーション医学は，単に身体的回復ばかりではなく生活，社会参加，職業復帰さらには心理的側面まででき得る限り最大の回復を図ることを目的としており，国民の健康の維持向上を図るために必要となるすべての医療並びに福祉関連職種の活動上，避けては通れない分野でもあります．即ち，あはき師を目指す学生諸氏においては，リハビリテーション医学の基礎と臨床に関する知識，技術をしっかりと身につけていく事が肝要であります．

　そのような意味において，この度，『リハビリテーション医学　第4版』が刊行されますことは，まさに時宜を得たものであり，本書は日進月歩のリハビリテーション医学のエッセンスを凝縮した内容となっております．また，改訂にあたりましては，会員校からの要望を考慮していただくと同時にリハビリテーションの実際に関わる記述の充実も図っていただきました．ご執筆いただいた各位に深甚なる感謝を申し上げるとともに改訂作業から出版に至るまでご尽力いただいた医歯薬出版株式会社ならびに関係各位の皆様にも厚く御礼を申し上げる次第です．

　最後に，あはき師を目指す学生諸氏が，本書を大いに活用され幅広い知識を身につけていただく事を祈念申し上げ，編者の序とさせていただきます．

2014年1月

公益社団法人東洋療法学校協会

会長　坂　本　　　歩

公益社団法人 東洋療法学校協会

教材研究部教科書委員会 平成 26 年 委員名簿 （順不同）

部　長　武田　大輔 （関西医療学園専門学校）

川浪　勝弘 （北海道鍼灸専門学校）

長岡　靖彦 （赤門鍼灸柔整専門学校）

大嶋　秀一 （大川学園医療福祉専門学校）

坂本　辰徳 （呉竹医療専門学校）

船水　隆広 （東京医療専門学校）

小松　和則 （東洋鍼灸専門学校）

坂本　真紀 （人間総合科学大学
　　　　　　　鍼灸医療専門学校）

小髙　直幹 （東京医療福祉専門学校）

谷　　美樹 （東京衛生学園専門学校）

丸山　広美 （日本鍼灸理療専門学校）

大見川善則 （長生学園）

黒沢　純一 （日本指圧専門学校）

西村　静子 （国際鍼灸専門学校）

木原　和彦 （了德寺学園医療専門学校）

大野　政明 （中央医療学園専門学校）

小倉千都世 （日本医学柔整鍼灸専門学校）

坂東　臣政 （日本健康医療専門学校）

俞　　路子 （東京メディカル・スポーツ
　　　　　　　専門学校）

井上美奈子 （新宿鍼灸柔整専門学校）

山下　俊樹 （日本工学院八王子専門学校）

髙知尾厚志 （関東鍼灸専門学校）

平山　凡子 （湘南医療福祉専門学校）

鈴木　俊三 （呉竹鍼灸柔整専門学校）

鈴木　　啓 （神奈川衛生学園専門学校）

鈴木　由美 （新潟看護医療専門学校）

藤井　栄二 （信州医療福祉専門学校）

臼井　明宏 （東海医療学園専門学校）

井口　洋子 （専門学校浜松医療学院）

兵藤　　平 （専門学校名古屋鍼灸学校）

清水　洋二 （中和医療専門学校）

亀若　景子 （京都仏眼鍼灸理療専門学校）

田中　健一 （大阪行岡医療専門学校長柄校）

田口　辰樹 （明治東洋医学院専門学校）

武田　貴司 （関西医療学園専門学校）

西田　　隆 （森ノ宮医療学園専門学校）

藤　　　仁 （履正社医療スポーツ
　　　　　　　専門学校）

向井　小織 （大阪医療技術学園専門学校）

奥谷　和哉 （大阪ハイテクノロジー
　　　　　　　専門学校）

野々井康治 （兵庫鍼灸専門学校）

植本千菜津 （朝日医療専門学校岡山校）

佐藤　隆誠 （IGL医療福祉専門学校）

瓜生　典子 （朝日医療専門学校広島校）

田畑　良子 （四国医療専門学校）

柿木　邦友 （福岡医療専門学校）

久木田和隆 （鹿児島鍼灸専門学校）

第4版著者の序

　医療は多くの専門職種によって支えられている．リハビリテーション医療もその例外ではない．患者の運動機能や日常生活活動の能力の障害を回復に導き，社会・環境への適応を促進するには，本人・家族を含めた多くの人々の知恵と努力が必要である．その中で，疼痛の緩和は最も重要な課題の一つであり，患者の痛みを取り除くことは医学の究極の目標であるともいわれている．ただし，ここでいう痛みは個人の苦悩を含む広い概念である．

　リハビリテーション医療が多職種に支えられていると同時に，様々な専門領域にリハビリテーション医学が活用されている．身体運動の原理，および運動障害や疼痛の治療手技に関する知識は，健康増進や疾病予防，さらにスポーツや宇宙医学にも活用されている．

　ところで医療現場では，病気ではなく人をみることが大切である．障害のある状況を多様な健康状態のひとつと捉え，かつその人の個別的な状況をふまえて社会参加を支援することも重要な専門技術といえる．リハビリテーション医学における障害学はその技術の学問的枠組である．

　以上は，本書第1版から第3版までの著者である土肥信之先生が，第1版と第3版の序に書かれたことと本質的に同じであり，本書の基本理念が引継がれていることを意味する．その理念のもと，第4版は新規2名のリハビリテーション科医師によって執筆された．とくに関勝氏により，本書の第2章，すなわち各疾患のリハビリテーションがより充実したことを，共著者として嬉しく思う．

　第4版には，これまで本書を支持して下さった多くの方々からの貴重なご意見が反映されている．その際，オーソドックスかつ専門的でありながら，端的で平易という，本書の特長を保つよう配慮した．今後もご批判を頂けることを願っている．

　なお，今回の改訂について，社団法人東洋療法学校協会関係者の皆様に多大なるご助言とご協力を頂いた．ここに深く感謝申し上げる次第である．また，末筆ながら，本書を世に出し，リハビリテーション医学の教育と普及に貢献された土肥信之先生に最大限の敬意と感謝の気持ちを捧げたい．

2015年1月

著者代表　　出江紳一

第3版著者の序

　リハビリテーションは，最近では本当によく使われる言葉になってきた．たとえば運動機能の回復という意味では，しばしばスポーツ選手のことが話題になる．また重病を負った人が社会復帰や社会参加をなしとげるという過程のなかで，本人の努力や心理面の変化，そして社会の支援を含む広い意味をもった言葉として，度々登場する．

　リハビリテーションは本当に広い分野から成り立っている．しかし，医療的なサポートはその中核をなすものであり，その意味では，医療に携わるものがリハビリテーション医学・医療について正しい知識をもつことは大切なことであり，逆にそのことにより，自分の専門性が高まり，広い見識と教養を育むこともできる．

　今回の改訂では，社会の変化や，生活の価値観の変化に応じて，進歩するリハビリテーションに少しでも対応できるよう配慮した．

　全体の構成は3章からなり，第Ⅰ章が「リハビリテーションの理念と方法」であり，これまでと同じだが，第Ⅱ章を「各疾患のリハビリテーション」とし各論を配置し連続性をもたせた．そして，第Ⅲ章を「運動の仕組み」とし，リハビリテーション理解のための必要最小限の解剖学と運動学の解説とした．

　内容は，臨床医学教科書と整合性をもたせ，筋力テストについては，本書で詳しく解説した．また，リハビリテーションの重要分野である理学療法・作業療法，言語療法についてできるだけ体系的に整理した．そして近年重要性を増している作業療法の解説を増やしたこと，リハビリテーションニーズの増加しつつある呼吸器や心疾患，またパーキンソン病や高齢者のリハビリテーションや地域リハビリテーションについても記述を加え，または強化した．さらに実際に遭遇することの多いスポーツ障害についても，簡単ではあるが解説した．

　リハビリテーションの普及とともに，教科書に求められる内容は，次第に質量ともに膨らんでくるのはやむをえない．またリハビリテーションを教授していただく先生方の要望も増大している．まだまだ不十分な箇所もあると思われるが，学生の興味を引きつつ，この教科書をうまく利用していただけることを願っている．

　リハビリテーションの理念と知識・技術は，障害者の社会参加を援助し，豊かな社会つくりに役立つ体系であることが魅力である．この点が，リハビリテーションに長く関わってきた著者としての思いであり，その真髄を少しでも汲み取っていただければと思う．

　なお，今回の改訂について，社団法人東洋療法学校協会関係者の皆様に多大なるご助言とご協力をいただき，厚く御礼申し上げたい．

2008年1月

著　者　　土肥信之

第1版著者の序

　リハビリテーションとは大変広い意味をもつ言葉である．更生や社会復帰という言葉も思いつくであろうが，これらはリハビリテーションのごく一部をいい表わすにすぎない．適当な言葉がないまま，リハビリテーションというカタカナが定着してしまった．リハビリテーションの真の意味は"人間らしく生きる権利の復活"である．本書に示すリハビリテーション医学は，リハビリテーションを医学的側面から進めるための学問である．

　リハビリテーション医学の基礎のうち，最も大切なものは障害学と運動学であろう．第1章の総論ではリハビリテーション(医学)についての概略を述べ，さらに障害の評価(診断)法と治療法について述べた．評価とは一般医学でいう診断に相当するものであるが，病気の診断ではなく障害の診断が主である場合，評価という言葉が適切であり，広く用いられるようになった．評価には運動器の状態から日常生活動作や心理まで幅広い知識が必要であることを理解してほしい．治療についても同じで，各専門職の治療が必要であることが理解されるべきである．

　第2章は各疾患ごとのリハビリテーションについての具体的内容である．その疾患と障害についてよく知ることが適切な治療とフォローアップにつながる．私達は単に疾患や障害を治療しているのではなく，疾患に悩む人(患者)や障害に困っている人(障害者)を治療していることを忘れてはならない．全人的アプローチともいわれるが，治療は患者と治療者の人格のふれあいである，という気持から治療を出発させるとよい結果につながる．

　第3章はリハビリテーション医学の基礎となる運動学である．障害やその治療のメカニズムを理解するために必要な学問であり，多くのページがさかれている．まず，解剖を理解し，運動のメカニズムを理解することが望まれる．

　リハビリテーションはけっして後療法ではない．人体組織は疾病により，また安静臥床のみでも著しく障害される．運動は人体の機能維持と回復には欠かせないことを念頭におき，正しい指導を必要とする．むろん，運動による危険性を回避する知識(リスク管理とよばれる)も要求される．

　学生諸君は正しいリハビリテーション知識を身につけ，障害をもつ患者のために役立ち，社会に貢献することをめざしてほしい．

　なお，本書の執筆にご協力いただいた国立東名古屋病院付属リハビリテーション学院米澤久幸，近藤　登，渡邊潤子，斎木しゅう子の諸先生方に深謝する．

　1991年5月

著者　土肥信之

（第3版では第2章を第Ⅲ章に，第3章を第Ⅱ章として編成を改めた．2008年3月）

● 目 次 ●

第1章❀リハビリテーション総説　　1

A．リハビリテーションと障害
　（土肥信之，出江紳一）‥‥‥‥‥‥ 1
1．リハビリテーションを支える
　　基本理念‥‥‥‥‥‥‥‥‥‥‥‥ 1
　1）リハビリテーションとは‥‥‥‥ 1
　2）ノーマライゼーション‥‥‥‥‥ 2
　3）IL（自立生活：independent living）‥‥ 2
2．障害と生活のとらえ方‥‥‥‥‥‥ 2
　1）健康と障害‥‥‥‥‥‥‥‥‥‥ 2
　2）WHOによる障害モデルの変遷‥‥ 3
3．リハビリテーションの分野‥‥‥‥ 6

B．リハビリテーション医学と医療
　（土肥信之，出江紳一）‥‥‥‥‥‥ 8
1．リハビリテーション医学の概念‥‥ 8
　1）医学の体系とリハビリテーション‥‥ 8
　2）リハビリテーション医学の沿革‥‥ 8
　3）リハビリテーション医学の対象‥‥ 9
　4）リハビリテーション医学を支える
　　　基礎・臨床医学など‥‥‥‥‥‥13
2．リハビリテーション医学と
　　チームアプローチ‥‥‥‥‥‥‥‥13
　1）チームアプローチの必要性‥‥‥‥13
　2）チームの構成メンバー‥‥‥‥‥‥13
3．リハビリテーションの進め方‥‥‥14
　1）リハビリテーションと医学の医療への融合
　　　‥‥‥‥‥‥‥‥‥‥‥‥‥‥‥14
　2）医療各時期のリハビリテーション‥‥14
　3）医療におけるリハビリテーションの流れ
　　　‥‥‥‥‥‥‥‥‥‥‥‥‥‥‥15
4．地域ケアと地域リハビリテーション
　　‥‥‥‥‥‥‥‥‥‥‥‥‥‥‥‥16
　1）地域リハビリテーションの定義‥‥16

　2）地域リハビリテーションとネットワーク
　　　‥‥‥‥‥‥‥‥‥‥‥‥‥‥‥17
5．高齢社会‥‥‥‥‥‥‥‥‥‥‥‥17
　1）高齢者の特性‥‥‥‥‥‥‥‥‥17
　2）障害高齢者の数‥‥‥‥‥‥‥‥19
　3）対象疾患‥‥‥‥‥‥‥‥‥‥‥19
　4）高齢者特有の問題‥‥‥‥‥‥‥20

C．障害の評価（土肥信之，出江紳一）‥‥22
1．心身機能・身体構造の評価‥‥‥‥22
　1）長さと周径の測定‥‥‥‥‥‥‥22
　2）関節可動域テスト
　　　（range of motion test；ROM-T）‥‥22
　3）筋力テスト‥‥‥‥‥‥‥‥‥‥22
2．活動（activity）の評価‥‥‥‥‥‥38
　1）日常生活活動の評価（ADLの評価）‥‥38
　2）歩行の評価‥‥‥‥‥‥‥‥‥‥39
3．参加（participation）の評価‥‥‥‥40
　1）参加の意義‥‥‥‥‥‥‥‥‥‥41
　2）環境因子‥‥‥‥‥‥‥‥‥‥‥41
4．合併症（廃用症候群）の評価‥‥‥42
　1）廃用症候群とは‥‥‥‥‥‥‥‥42
　2）廃用症候群の症候‥‥‥‥‥‥‥42
　3）サルコペニア（sarcopenia）‥‥‥43
5．運動麻痺の評価‥‥‥‥‥‥‥‥‥43
　1）弛緩性麻痺の評価‥‥‥‥‥‥‥43
　2）痙性麻痺の評価‥‥‥‥‥‥‥‥43
6．運動年齢テスト（運動発達テスト）
　　‥‥‥‥‥‥‥‥‥‥‥‥‥‥‥‥44
　1）運動発達テストの意義‥‥‥‥‥44
　2）運動発達評価法‥‥‥‥‥‥‥‥44
7．失行失認テスト（高次脳機能評価）
　　‥‥‥‥‥‥‥‥‥‥‥‥‥‥‥‥45

1）高次脳機能とは ……………………45
2）失行と失認 …………………………46
8．心理的評価 ………………………46
1）心理テスト …………………………46
2）認知症のスクリーニング …………49
3）障害と心理 …………………………49
9．摂食嚥下障害の評価 ……………50

D．医学的リハビリテーション
（土肥信之，関　勝）…………………51
1．理学療法（physical therapy；PT）
……………………………………51
1）理学療法とは ………………………51
2）運動療法の意義 ……………………51
3）基本的な運動療法 …………………51
4）特殊な技術を要する運動療法 ……53
5）応用的な運動療法 …………………54
6）運動療法機器 ………………………57
7）物理療法 ……………………………57
8）肺理学療法 …………………………60
2．作業療法（occupational therapy；
OT）……………………………………60
1）作業療法とは ………………………60
2）作業療法の種類 ……………………60
3）治療に用いる代表的作業種目とその特徴
……………………………………62
4）作業療法のすすめ方 ………………63

3．言語聴覚療法（speech therapy；ST）
……………………………………63
1）言語聴覚療法とは …………………63
2）失語症 ………………………………63
3）構音障害 ……………………………64
4）言語発達の障害（小児期の言語発達の
遅れ）………………………………65
5）摂食嚥下障害 ………………………65
4．補装具療法（装具・杖・自助具・
車椅子・義肢）……………………67
1）装　具 ………………………………67
2）杖（cane, crutch）…………………67
3）自助具 ………………………………68
4）車椅子 ………………………………70
5）義　肢 ………………………………70
5．リハビリテーション看護…………73
1）リハビリテーション看護の意義 …73
2）リハビリテーション看護の方法 …73
3）社会復帰への援助（ソーシャルワーカー
によるソーシャルワーキングを含む）
……………………………………75
6．ソーシャルワーク…………………75
1）ソーシャルワークとは ……………75
2）面接技術 ……………………………76
3）ケアマネジメント …………………76
4）社会復帰への援助アプローチ ……76
7．リハビリテーション工学…………76

第2章✻各疾患のリハビリテーション（土肥信之，関　勝）　79

A．脳卒中のリハビリテーション …80
1．脳卒中とは…………………………80
2．評　価………………………………84
3．急性期のリハビリテーション……84
1）理学療法 ……………………………85
2）作業療法 ……………………………87
3）看護アプローチ ……………………88
4）早期座位アプローチ（ベッドサイド訓練

から訓練室での訓練へ）……………88
4．回復期（急性期後）のリハビリテー
ション………………………………88
1）理学療法 ……………………………89
2）作業療法 ……………………………92
5．言語治療……………………………94
6．リスク管理…………………………94
7．ホームプログラムとアフタケア……96

8．脳卒中リハビリテーションの
　　　ゴール…………………………96
B．脊髄損傷（四肢麻痺，対麻痺）
　　のリハビリテーション……………98
　1．脊髄損傷とは……………………98
　2．脊髄損傷による機能障害………100
　　　1）機能障害………………101
　3．急性期のリハビリテーション……103
　4．回復期のリハビリテーション……104
　　　1）理学療法…………………104
　　　2）作業療法…………………105
　　　3）心理面へのアプローチ………106
　5．社会復帰期のリハビリテーション
　　　………………………………106
　6．ケアとリスク管理………………108
C．切断のリハビリテーション……111
　1．切断の原因と分類………………111
　2．合併症……………………………114
　3．リハビリテーション……………115
　　　1）切断の評価………………116
　　　2）切断から義肢装着までの流れ………116
　4．各切断の特徴……………………120
　5．アフタケア………………………123
D．小児のリハビリテーション……124
　1．小児のリハビリテーションの特徴
　　　………………………………124
　2．脳性麻痺のリハビリテーション…124
　　　1）定義と分類………………125
　　　2）治療原則…………………126
　　　3）脳性麻痺による障害と随伴症状・リスク
　　　………………………………126
　　　4）脳性麻痺児の評価…………127
　　　5）リハビリテーションとケア…………131
　　　6）リスク管理………………132
　3．その他の小児リハビリテーション
　　　………………………………132
E．骨関節疾患の
　　リハビリテーション……………134
　1．いわゆる五十肩………134

　　　1）五十肩とは………………134
　　　2）評　価……………………134
　　　3）リハビリテーション………134
　　　4）生活指導…………………137
　2．頸腕障害…………………………137
　　　1）頸腕障害とは………………137
　　　2）評　価……………………137
　　　3）リハビリテーション………137
　3．腰　痛……………………………138
　　　1）腰痛とは…………………138
　　　2）評　価……………………138
　　　3）リハビリテーション………139
　　　4）生活指導…………………139
　4．変形性膝関節症…………………140
　　　1）変形性膝関節症とは………140
　　　2）評　価……………………140
　　　3）リハビリテーション………141
　　　4）生活指導…………………142
　5．変形性股関節症…………………142
　　　1）変形性股関節症とは………142
　　　2）評　価……………………143
　　　3）リハビリテーション………144
　　　4）生活指導…………………144
　6．大腿骨頸部骨折…………………145
　　　1）大腿骨頸部骨折とは………145
　　　2）評　価……………………146
　　　3）リハビリテーション………147
　　　4）生活指導…………………147
　7．スポーツ傷害……………………148
　　　1）スポーツ外傷（急性外傷）………148
　　　2）スポーツ外傷（慢性外傷）………148
F．関節リウマチのリハビリテー
　　ション……………………………150
　　　1）関節リウマチ（rheumatoid arthritis；
　　　RA）とは……………………150
　　　2）評　価……………………151
　　　3）リハビリテーション………156
　　　4）生活指導…………………156

G．末梢神経障害のリハビリテーション ………………………… 158
　1）末梢神経障害とは …………… 158
　2）末梢神経障害の原因と癒着 … 158
　3）評　価 ………………………… 159
　4）治療とリハビリテーション … 160
　5）各末梢神経麻痺の特徴 ……… 161
　6）生活指導 ……………………… 164

H．パーキンソン病のリハビリテーション ………………………… 165
　1）パーキンソン病とは ………… 165
　2）治療とリハビリテーション … 166
　3）リスク管理とアフタケア …… 168

I．呼吸器疾患のリハビリテーション ………………………… 169
　1）リハビリテーションの意義 … 169
　2）症　状 ………………………… 170
　3）リハビリテーション ………… 170
　4）リスク管理 …………………… 175
　5）神経筋疾患と高位脊髄損傷について ………………………… 175
　6）胸部手術後のリハビリテーション …… 175

J．心疾患のリハビリテーション … 177
　1）心疾患のリハビリテーションとは …… 177
　2）評　価 ………………………… 178
　3）リハビリテーションとケア ………… 180
　4）リスク管理 …………………… 182

第3章＊運動のしくみ　　183

A．運動学の基礎
　　（土肥信之，出江紳一）… 183
　1．関節と運動の力学 ………… 183
　　1）関節運動とてこ …………… 183
　　2）空間における関節運動 …… 186
　2．姿勢とその異常 …………… 187
　　1）重心と重心線 ……………… 187
　　2）異常姿勢 …………………… 188
　3．運動路と感覚路 …………… 189
　　1）運動路 ……………………… 189
　　2）感覚路 ……………………… 191
　4．反射と随意運動 …………… 191
　　1）反射とは …………………… 191
　　2）脊髄反射 …………………… 191
　　3）姿勢反射と立ち直り反射 … 193
　　4）平衡反応 …………………… 195
　　5）連合反応と共同運動 ……… 195
　　6）随意運動（voluntary movement）… 196
B．身体各部の機能
　　（土肥信之，関　勝）… 198
　1．脊柱・体幹の機能 ………… 198

　　1）脊　椎 ……………………… 198
　　2）脊　柱 ……………………… 198
　　3）椎間板（椎間円板）……… 200
　　4）脊柱の動きと筋の作用 …… 200
　　5）胸郭の動きと呼吸筋の作用 … 201
　2．肩甲帯・肩の機能 ………… 202
　　1）肩甲帯・肩とは ………… 202
　　2）肩甲帯・肩の構造 ……… 203
　　3）肩甲骨の動きと作用するおもな筋 … 204
　　4）肩関節の動きと作用するおもな筋 … 205
　　5）回旋筋腱板 ………………… 206
　　6）肩甲上腕リズム（上肢帯と肩関節の複合的な動き）………… 207
　3．肘と前腕の機能 …………… 208
　　1）肘と前腕の構造 …………… 208
　　2）肘と前腕の動きと作用するおもな筋 ………………………… 209
　　3）回内・回外運動とADL ……… 211
　4．手と手指の機能 …………… 212
　　1）手関節の骨構造と関節 …… 212
　　2）手関節と手の動きと作用するおもな筋

···	214
3）手のアーチと良肢位 ·················	217
4）内在筋プラスとマイナス肢位 ········	218
5）手の変形 ······························	218
5．骨盤と股関節の機能·················	219
1）骨盤と股関節の構造 ·················	219
2）骨盤と股関節の動きと作用するおもな筋	
···	221
3）骨盤と股関節の動き ·················	222
4）股関節の異常 ·························	224
6．膝関節の機能·························	224
1）膝関節の構造 ·························	224
2）膝関節の動きと作用するおもな筋·····	227

3）膝関節の異常 ·························	228
7．足の機能·····························	229
1）足（足関節と足部）の構造 ···········	229
2）足関節の動きと足に作用するおもな筋	
···	231
3）足のアーチと変形 ···················	233
8．正常歩行と異常歩行·················	235
1）歩行とは ······························	235
2）歩行のサイクル ·····················	235
3）歩行の速度とエネルギー消費·········	236
4）歩行の分析 ···························	237
5）異常歩行 ······························	239
9．顔面および頭部の筋·················	241

索　引·· 243

第1章 * リハビリテーション総説

A. リハビリテーションと障害 1
1. リハビリテーションを支える基本理念
2. 障害と生活のとらえ方
3. リハビリテーションの分野
B. リハビリテーション医学と医療 8
1. リハビリテーション医学の概念
2. リハビリテーション医学とチームアプローチ
3. リハビリテーションの進め方
4. 地域ケアと地域リハビリテーション
5. 高齢社会
C. 障害の評価 22
1. 心身機能・身体構造の評価
2. 活動(activity)の評価
3. 参加(participation)の評価

4. 合併症(廃用症候群)の評価
5. 運動麻痺の評価
6. 運動年齢テスト(運動発達テスト)
7. 失行失認テスト(高次脳機能評価)
8. 心理的評価
9. 摂食嚥下障害の評価
D. 医学的リハビリテーション 51
1. 理学療法(physical therapy；PT)
2. 作業療法(occupational therapy；OT)
3. 言語聴覚療法(speech therapy；ST)
4. 補装具療法(装具・杖・自助具・車椅子・義肢)
5. リハビリテーション看護
6. ソーシャルワーク
7. リハビリテーション工学

A. リハビリテーションと障害

1. リハビリテーションを支える基本理念

1) リハビリテーションとは

リハビリテーション(rehabilitation)は広い意味をもつ言葉であり，復興，復職，復位，名誉回復，社会復帰などの意味がある．古くは破門された者の名誉回復や受刑者に対す

る更正という意味でも用いられた．リハビリテーションという用語の意味は一言でいえば「人間らしく生きるための権利の復活」ということになる．

近年になって外傷や疾病による障害の治療や社会復帰という意味で用いられるようになってきたが，これはリハビリテーションのもつ広い概念の一部にすぎない．

現代社会においてリハビリテーションはさまざまな定義が行われているが，リハビリテーション医学の立場からは「リハビリテーションは，障害をもつ人々の機能障害および環境面の制約に対応して，身体，精神，社会，職業，趣味，教育の諸側面の潜在能力を十分発展させること」〔デリーサ（DeLisa）の定義一部改変〕ということができる．

いずれにしろ，リハビリテーションは訓練や社会復帰としてのみとらえるのは不適当である．身体・精神のみならず社会と生活の視点で，より質の高い生き方が送れるよう，全人的アプローチ（holistic approach）が必要である．

2）ノーマライゼーション

ノーマライゼーション（normalization）という言葉は，近年さかんに用いられている．ノーマライゼーションの原理はスウェーデンのニィリエ（Nirje）により提唱されたが，知的障害者の生活パターンを一般の人に近づけようとする運動であった．現在ではすべての障害者が健常者と同じ生活パターンで，ともに暮らせるという広い考え方となっている．1981年の国際障害者年の目標であった「完全参加と平等」という理念と相通じるものである．リハビリテーションを遂行するうえでの基本的な考え方の一つである．

3）IL（自立生活：independent living）

1970年代に米国から起こった理念で，障害があっても地域社会で自立した生活を行うという運動から始まり普及した．障害者の自己決定権を尊重し，脱施設，経済的自立，精神的自立を促すものであり，行政施策にも影響を与えてきた．リハビリテーションの基盤をなす重要な考え方である．

2．障害と生活のとらえ方

1）健康と障害

WHOは健康について，「健康とは，完全な肉体的，精神的および社会的福祉の状態であり，単に疾病または病弱の存在しないことではない」としている．すなわち心身および社会的に質の高い生活が可能な状態にあることで，その概念は広い．

一方，障害とは，「身体的または精神的原因により長期間社会生活や日常生活が困難で

ある状態」と考えることができる．大切なことは，結果的に社会生活や日常生活が困難という点であり，単に身体や精神の機能的な不全だけではないことである．たとえば車椅子生活者でも，バリアフリー環境が整備されれば日常生活の困難度は軽減するなど，相対的なものであることがわかる．

2）WHO による障害モデルの変遷

（1）国際障害分類(ICIDH)（表 1-1)

障害は多種多様であり，一様にとらえることは困難である．そこで障害を階層（レベル）的に分類するなど，いくつかの障害モデルが提案されてきている．

WHO（世界保健機関）が提唱し，1980 年ころから用いられ始められたのが「国際障害分類」（ICIDH；International Classification of Impairments, Disabilities and Handicaps）である．その名のとおり Impairments（機能障害），Disabilities（能力低下），Handicaps（社会的不利）と，それぞれ臓器レベル，個人レベル，社会的レベルと階層的に分類されている．障害を理解し，その治療や対策を考えるうえで理解しやすい概念である．国際的にも長い間用いられ，リハビリテーションの分野でも全世界で用いられてきた．

（2）国際生活機能分類(ICF)（表 1-2-1, 2)

ａ．包括的概念の導入

疾病構造の変化や生活の多様化などにより，健康と疾病・障害の境が不明確となり，健康と障害を区分することが困難である場合が多い．むしろヘルスケアという大きな概念で包括的に考えるのが実践的である．このような理念のもと WHO は国際障害分類（ICIDH）の改訂作業を進め，2001 年に「国際生活機能分類」（ICF；International Classification of Functioning, Disability and Health）を承認した．

ICF は，分類とそのコード番号の体系であり，その特徴は以下のようなものである．従来の国際障害分類とは，考え方や用語も変更された．

① 生活機能（働き）（functioning）という用語は，身体レベル，個人レベル，社会レベルの全体の側面をとらえる包括的な用語とされた．

表 1-1　国際障害分類(ICIDH)による障害のとらえ方

分　類	とらえ方	レベル
機能障害	先天性の障害，疾病や外傷などによる解剖学的，生理学的な機能の喪失がある	臓器レベル
能力低下	機能障害の結果，個体としての活動・動作に不自由がある	個体（個人）レベル
社会的不利	能力低下の結果，社会参加や社会との関わりにおいて不自由がある	社会レベル

4 第1章　リハビリテーション総説

表 1-2-1　国際生活機能分類(ICF)

	第1部：生活機能と障害		第2部：背景因子	
構成要素	心身機能・ 身体構造	活動・参加	環境因子	個人因子
領　域	心身機能 身体構造	生活・人生領域 （課題，行為）	生活機能と障害への 外的影響	生活機能と障害への 内的影響
構成概念	心身機能の変化 （生理的） 身体構造の変化 （解剖学的）	能　力 標準的環境における課題 の遂行 実行状況 現在の環境における課題 の遂行	物的環境や社会的環境， 人々の社会的な態度に よる環境の特徴がもつ 促進的あるいは阻害的 な影響力	個人的な特徴の影響力
肯定的側面	機能的・構造的 統合性	活動，参加	促進因子	非該当
	生活機能			
否定的側面	機能障害 （構造障害を含む）	活動制限，参加制約	阻害因子	非該当
	障　害			

表 1-2-2　ICF の構成要素による障害の例

（例） 脳卒中では	脳内血腫除去手術， 麻痺手の回復訓練	利き手交換，装具装着	家屋（住宅）改造，バリ アフリーの街づくり，就 業斡旋	障害受容への取り組み， 家族のサポート，患者 の会結成，友人関係の 修復
（例） 脊髄損傷で は	脱臼脊椎の整復固 定術，腱移行術に よる手の機能再建	残存筋の強化，車いす訓 練		

　② 障害者という限定した人々を対象としているのではなく，すべての人を対象とする.

　③ 障害(disablement)を健康と一体のものとして，包括的な意味をもつ概念とした.

　④ 障害の否定的な側面，健康状態の諸帰結を前向きにとらえる.

　b．国際生活機能分類(ICF)の構成要素とその相互作用(図 1-1)

　ICF は，心身機能・身体構造，活動・参加，環境因子，個人因子という構成要素からなり，それぞれの構成要素はさまざまな領域，さらにカテゴリーに分類される．各対象者に該当するカテゴリーのコード番号と，それぞれの問題の重大さ(健康レベル)の評価点をつける．また各構成要素間には一方向性の因果関係ではなく，相互作用があるとされる.

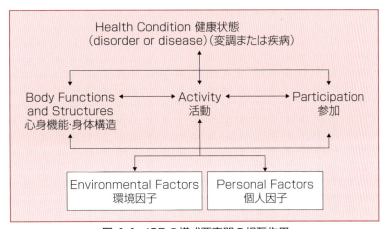

図 1-1　ICF の構成要素間の相互作用
(国際障害分類の仮訳作成のための検討会, 2001)

「第 1 部　生活機能と障害」

① 心身機能・身体構造(body function and structures)

心身機能とは，身体系の生理的機能(心理的機能を含む)である．

身体構造とは，身体の解剖学的な器官・肢体とその構成部分である．

否定的側面は機能障害(構造障害を含む)(impairment)であり，著しい変異や喪失などといった心身機能または身体構造上の問題である．

治療原則は機能障害そのものの治療，合併症治療である．脳卒中では脳内血腫除去手術，麻痺手の回復訓練など，脊髄損傷では椎弓切除手術(脊髄圧迫除去)，腱移行術(つまみ動作確立)，褥瘡の治療などである．

② 活　動(activity)

活動とは，課題や行為の個人による遂行のことである．

否定的側面は活動の制限(activity limitation)であり，個人が活動を行うときに生じる難しさのことである．

治療原則は残存機能による代償，装具，義肢などである．脳卒中では，利き手交換，下肢装具，杖などであり，脊髄損傷では，残存筋の強化，下肢装具，車椅子訓練などである．

③ 参　加(participation)

参加とは，生活・人生場面(life situation)への関わりのことである．

否定的側面は参加の制約(participation restriction)であり，個人が何らかの生活・人生場面に関わるときに経験する難しさのことである．

治療原則は環境の改善，機会均等などを行う．脳卒中では，家屋内手すり設置，障害年金の受給，デイケアサービスなどであり，脊髄損傷では，家屋の風呂・トイレ改善，

歩道の段差をなくす，高校・大学への進学，車椅子マラソンの参加などである.

「第2部　背景因子」

新しく導入された概念で，人の人生と生活の背景(バックグラウンド)である.環境因子(environmental factor)と個人因子(personal factor)からなる.

環境因子とは，人々が生活し，人生を送っている物的な環境や社会的環境，人々の社会的な態度による環境を構成する因子のことである.

個人因子とは，個人の人生や生活の特別な背景であり，健康状態や健康状況以外のその人の特徴からなる.

（3）障害モデルの利用

ICFが発表されたが，長い間慣れ親しんできたICIDHからの変換はかならずしもスムーズではない.ICIDHは問題点を抽出するにはわかりやすい.否定的側面が強調されがちであるが，治療計画などは立てやすい.

健康という包括的概念から出発したICFの理念はすばらしいものである.しかしその基本理念の理解なしに安易に健康と障害を区分すると，障害の多様性に対応できない場合もある.「できないこと」を「できるようになること」と裏返しにして，否定形を使わなければよいというものではない.

すべての人が有するであろう健康からの逸脱と社会生活への影響という視点で障害を考えるところから出発する必要がある.

障害モデルとしては，ICIDHは医学モデルに親和し，ICFは社会心理モデルに近い.

ICFにより私たちはより包括的な概念を形成し，障害の本質を理解できるようになればよいと考えられる.

3．リハビリテーションの分野

リハビリテーションが障害または障害者に対して，社会への適応と復帰および自立を目的とする障害治療のすべての方法を含むものである以上，いくつかの分野に分けることができる.一般的には次のように分けられる.

① 医学的リハビリテーション

② 教育的リハビリテーション

③ 職業的リハビリテーション

④ 社会的リハビリテーション

障害をもった者がまず受けるのは医学的リハビリテーションである.しかし社会への適応と社会の一員として復帰するためには，広い意味でのリハビリテーションを必要と

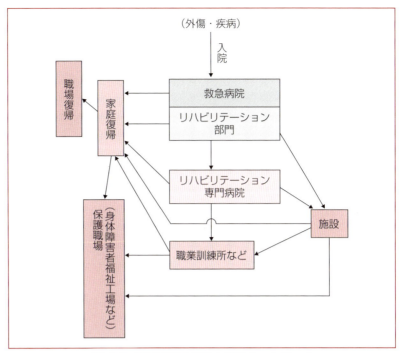

図 1-2 障害患者の流れと援助ネットワーク

する．そのためにはこれらの各リハビリテーションが必要であり，また多くの専門分野の人たちの協力が必要であることがわかる．さらに重要なことは，これらの各リハビリテーションは各々が独立して行われるのではなく，うまく協力しあってはじめて効率的なリハビリテーションが可能となる．

　たとえば，小児の障害治療では教育的リハビリテーションが必要である．治療と教育をあわせて療育と呼ばれているように，学校教育(養護教育)と切り離して考えることはできない．

　また職業的リハビリテーションの分野では，職業訓練が行われる．障害者の自立には欠かせない．さらに健常者との競争的環境が不利になる場合には，障害者福祉工場への就職斡旋も必要となる．

　さらに，障害者と面談し心理的なサポートを行ったり，障害年金の取得など経済的サポート，施設入所や訪問介護サービスなどの社会資源の有効利用のための情報提供や手続きなどを含む社会的リハビリテーションが重要となる．

　医療従事者は医学的リハビリテーションを行い，治療の一端を担うことになる．

　障害を残すような外傷や疾患では，適切なリハビリテーションが適切な時期に行われるよう，種々のサービスを包括したネットワークが必要である(図1-2)．

B. リハビリテーション医学と医療

1. リハビリテーション医学の概念

1）医学の体系とリハビリテーション

近代医学の発展とともに，医学の体系は，医学的リハビリテーションの重要性が認識され，リハビリテーション医学は第4の医学として，次のように分けられてきた.

① 保健医学

② 予防医学

③ 治療医学

④ リハビリテーション医学

しかしこの分類は，リハビリテーション医学が治療医学とは切り離されたもの，治療が終了した患者に行うものという誤った概念を生ずる原因の一つになったことも否定できない.

事実，医療従事者のなかでも，リハビリテーションは特別の施設や専門スタッフによって行われており，自分たちには縁遠いことと思っている人もまだ多い.

しかし実際にリハビリテーションの必要性をもっとも感じているのは患者自身であり，その家族であるかもしれない. 身体に不自由を生じ，どうしたらよいか戸惑っている患者さんに，“病気は治りました”という言葉しかもっていなかったら，医療スタッフとして大変寂しいことである.

リハビリテーション医学は，治療医学のなかにごく自然に存在するものであり，当然治療から離れて存在するものでもない. だれでもリハビリテーションの基本を少しでも理解することにより，それなりに患者さんのためになる何かができるものである.

現在，リハビリテーション医学は医学面から障害治療を行うものである. 骨関節疾患はもちろんのこと，中枢神経系障害や心肺疾患，認知や行為の障害，精神障害を含めた広範囲の疾患のリハビリテーションを行う専門分野となってきている.

2）リハビリテーション医学の沿革

リハビリテーションがおもに身体障害者の治療や対策を意味するようになったのは比較的新しい. 18世紀になって視覚障害に対する訓練所が開設され，その後しだいに肢体

不自由に対する教育が行われ，収容施設も開始されるようになった．

　20世紀初めには第1次世界大戦や，ポリオの流行があり，多くの若い傷病者，障害者を生じた．

　1940年代，米国空軍の軍医であったラスク（Rusk）は第2次世界大戦による傷病兵に対する回復訓練により，医学的リハビリテーションの体系を確立していった．

　わが国では最初の身体障害者施設（東京，柏学園）が1921（大正10）年に設立された．1938（昭和13）年には厚生省（現・厚生労働省）が設立され，傷病軍人に対するリハビリテーションが行われるようになった．

　戦後，医療の発達と社会環境の変化とともに，リハビリテーション医学の目標もさまざまに変わってきた．

　その一つは障害者に自立の道を援助するためと考えられるようになったことである．自立とは身体的な自立のみを意味するものではなく，精神的な自立であり，権利および義務の遂行の自立でもある．障害者が自立生活（independent living）と社会復帰を達成し，生活の質（quality of life；QOL）を高めることにより，充実した人生を送ることが現代リハビリテーションの目標となった．

　他の一つは経済的な観点からで，リハビリテーションの結果，障害者がふたたび働くことができるようになれば，税金の消費者は納税者になりうる．このようにリハビリテーションへの投資の何割かが，ふたたび他の障害者に投資され，国民の福祉に利用しうるという考え方である．しかしこの考えは，誤って利用され，全体主義的となったり，人権が無視されるようなことがないよう注意が必要である．

　現在では単に経済効果のみでなく，自立生活のため職業的リハビリテーションの充実が重要視され，さまざまな政策が全国各地で進められている．早期離床や早期歩行など廃用症候群がいかに大きな問題であるかが認識され，さらに日常生活活動（activities of daily living；ADL），生活の質，ノーマライゼーションなどさまざまな概念が提唱されるなど，リハビリテーションの必要性は時代とともに変化してきた．

　このようにリハビリテーションは，医学的問題の解決が進歩しつつある一方，医学以外の問題も大きくなってきている．現在では，社会的な問題や教育的な問題，福祉の問題がしだいに増し，リハビリテーション医学は身体機能，精神機能，心理，社会を含めた広い視野でとらえられるようになってきている．

3）リハビリテーション医学の対象

　リハビリテーション医学の対象は障害または障害者である．一般の医学が疾患や外傷そのものを対象とするのとは大きく異なる．

　障害とは，先天的にまたは各種の外傷や疾病の結果として起こる．

第1章　リハビリテーション総説

表 1-3　身体障害の種類（身体障害者福祉法より一部改変）

肢体不自由
　　（上肢，下肢，体幹，非進行性脳原性運動機能障害）
内部障害
　　（心機能障害，腎臓機能障害，呼吸機能障害，膀胱または直腸機能障害，
　　小腸機能障害，免疫機能障害，肝臓機能障害）
視覚障害
聴覚または平衡機能障害
音声，言語機能または咀嚼機能障害

表 1-4　身体障害者手帳所持者数，身体障害の種類別（年次推移）

年　次	総　数	視覚障害	聴覚・言語障害	肢体不自由	内部障害	障害種別不詳	（再掲）重複障害
推計数（単位：千人）							
昭和 26 年	512	121	100	291	—	—	—
30 年	785	179	130	476	—	—	—
35 年	829	202	141	486	—	—	44
40 年	1,164	248	230	686	—	—	256
45 年	1,409	257	259	821	72	—	134
55 年	1,977	336	317	1,127	197	—	150
62 年	2,506	313	368	1,513	312	—	163
平成　3 年	2,804	357	369	1,602	476	—	127
8 年	3,014	311	366	1,698	639	—	183
13 年	3,327	306	361	1,797	863	—	181
18 年	3,576	315	360	1,810	1,091	—	325
23 年	3,864	316	324	1,709	930	585	176

資料：厚生労働省「平成 23 年生活のしづらさなどに関する調査（全国在宅障害児・者等実態調査）結果」（2011 年 12 月 1 日調査）

　障害は，身体障害と精神障害に二分される．身体障害は法律ではさらに表 1-3 のように分類される．

　身体障害者の動向

　身体障害者数（在宅）（表 1-4）は，平成 23（2011）年には 386 万 4 千人で年々増加している．平成 18（2006）年度調査時は 357 万 6 千人であったので 8.0％の増である．もっとも多いのは肢体不自由（44.2％）であり，内部障害（24.1％）へと続く（図 1-3, 4）．

　年齢階級別では高齢者が多く，70 歳以上がもっとも高い（図 1-5）．平成 18 年度調査時と比べると，60 歳以上の増加が際立っている．

　重複障害（2 つ以上の障害を同時にもつもの）は約 4.6％を占める．なお，重複障害は障害者の高齢化との関係を示唆している．

注）身体障害者数等の統計は 5 年ごとに行われることになっており，2011 年の調査結果が最新のものである（2013 年 6 月公表）．

B．リハビリテーション医学と医療　11

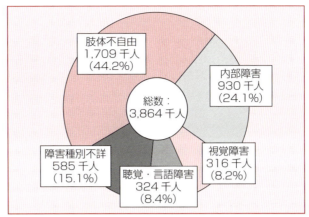

図 1-3　障害の種類別にみた身体障害者手帳所持者数・構成比
資料：厚生労働省「平成 23 年生活のしづらさなどに関する調査
（全国在宅障害児・者等実態調査）結果」（2011 年 12 月 1 日調査）

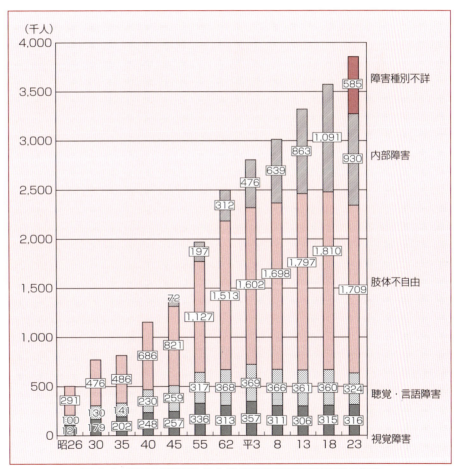

図 1-4　障害の種類別にみた身体障害者手帳所持者数の推移
資料：厚生労働省「平成 23 年生活のしづらさなどに関する調査
（全国在宅障害児・者等実態調査）結果」（2011 年 12 月 1 日調査）

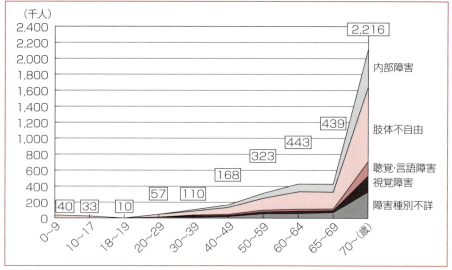

図 1-5　年齢階級別にみた身体障害者手帳所持者数の分布
資料：厚生労働省「平成23年生活のしづらさなどに関する調査
（全国在宅障害児・者等実態調査）結果」（2011年12月1日調査）

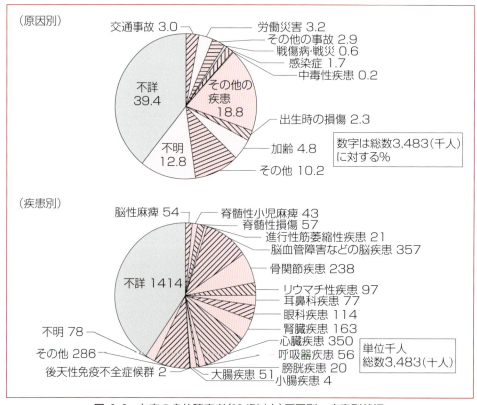

図 1-6　在宅の身体障害者（18歳以上）原因別・疾患別状況
資料：厚生労働省「平成18年身体障害児・者実態調査結果」（2006年7月1日調査）

身体障害の原因別・疾患別の状況を図1-6に示す.

主たる疾患は，脳血管障害，骨関節疾患，脊髄損傷，リウマチ，脳性麻痺や神経筋疾患，および種々の原因による切断などの肢体不自由，そして心臓，呼吸器，腎，膀胱，直腸・小腸の疾患，および免疫不全による内部障害である．なお，図1-6にはないが，平成22年から肝臓機能障害が内部障害の一つとして加えられた.

4）リハビリテーション医学を支える基礎・臨床医学など

リハビリテーション医学を支えるものは，基礎医学として解剖学，生理学，運動学，心理学などがあり，臨床医学分野として整形外科学，神経学，内科学，外科学など広範囲に及ぶ．さらに治療学から出発し，体系が確立してきた理学療法，作業療法，言語聴覚療法などがある．その他義肢装具や工学，社会福祉に関する多くの分野の学問が関連して体系を作っている．これらを総合して障害学という体系にまとめることもできる.

その中心は，障害または障害者であることはいうまでもない.

2．リハビリテーション医学とチームアプローチ

1）チームアプローチの必要性

リハビリテーションの対象は，広範囲にわたっており，その治療もさまざまな専門的知識が必要であり，そのために多くの専門職がある．しかし各職種間の治療方針の一貫性や，効果的な治療のためには，チームアプローチが必要である.

そのためには，おたがいの意志疎通がよくなければならない．このようにリハビリテーション医学的治療では患者の障害治療という目的のために，よくまとまったリハビリテーションチームとチームリーダーが必要である．チームリーダーはチームのメンバーから信頼され，チームをまとめ，カンファレンスを司会し，適切な方針を出すことが求められる.

2）チームの構成メンバー

リハビリテーションチームを構成する職種としては，一般には次のようなものがある．メンバー構成には決まりがあるわけではないが，障害に応じて医学的専門職種と社会的専門職種を含めた幅広い職種が参加することが必要である.

① 医　師(リハビリテーション専門医など)
② 理学療法士(運動療法や物理療法の専門職)
③ 作業療法士(身体障害のみならず，精神科作業療法の専門職でもある)

④ 言語聴覚士(言語や聞こえの障害，摂食嚥下障害の専門職)

⑤ 義肢装具士(義肢および装具の製作を行う)

⑥ 看　護　師(看護から地域生活まで幅広くケアを行う中心的専門職)

⑦ ソーシャルワーカー(施設や在宅ケアのプランなどを担う専門職)

⑧ 管理栄養士，薬剤師等の医療専門職

⑨ 教　　師(小児リハビリテーションの場合は重要)

⑩ その他レクリエーション担当，生活指導員，ボランティアなど

3．リハビリテーションの進め方

1）リハビリテーションと医学の医療への融合

リハビリテーションは，かつては後療法ともいわれ，治療の後に行うものと考えられていた．

しかし慢性疾患の増加など疾病構造の変化や高齢人口の増加などにより，キュア(cure：治癒)よりもケア(care：自立と介護)の重要性が認識されるとともに，リハビリテーションは医療とともに行わなければならなくなってきた．

また，リハビリテーション医学の進歩により，廃用症候群などの合併症の病態が明らかになり，早期からのリハビリテーションが有効であることが証明されたこと，さらに，ほとんどの疾患で，リハビリテーションの介入が回復を促進することが科学的に示され，リハビリテーションの適応を広げてきた．

現在では疾病と障害のみならず，健康全体を含めてリハビリテーションを考えるようになっている(この考え方は，WHO による健康と障害に対する概念の変遷とも一致する)．

2）医療各時期のリハビリテーション

リハビリテーションは医療という広い視野の中では，時期に応じ次のように分類できる．

① 予防的リハビリテーション

疾病の予防，障害者の合併症の予防と健康維持などが含まれる．

② 急性期リハビリテーション

廃用症候群の予防など急性期からのリハビリテーション技術の応用．

③ 回復期リハビリテーション

従来から得意としてきた分野であるが，身体機能，精神機能，心理を含めた包括的な

アプローチが行われるようになってきている.

　④　維持期リハビリテーション

障害者や療養中の生活者の活動レベルや社会参加を低下させないこと，合併症を予防し，健康を維持することなどが含まれる.

3）医療におけるリハビリテーションの流れ

リハビリテーションは，基本的には評価，評価会議，ゴールの設定，治療プログラムの設定，再評価，そして退院およびフォローアップ（アフターケア）という流れで行う.

（1）評価会議とゴールの設定

具体的には，急性期では障害はまだ明らかでないことが多く，原疾患のケアと合併症の予防を中心にリハビリテーションは早期から開始される. 次第に本格的リハビリテーションに移行するが，リハビリテーションスタッフ（医師，看護師，理学療法士，作業療法士，言語聴覚士など）は，チーム医療の原則に従う. すなわち各職種のスタッフは，それぞれの評価の結果を持ち寄り，評価会議（ケースカンファレンス）を開き，治療方針とゴールを決定する（ゴールの設定）.

（2）治療プログラムの作成と再評価

治療方針に従い，チームのメンバーである各専門職は個々の治療プログラムを作成する.

このようにリハビリテーションチーム全体として同じ治療目的をもつことは，チームの混乱を避け，患者にも目的意識を与えることができ，効率的なリハビリテーション治療に欠かすことができない（チームアプローチ）. 評価会議は定期的に開き，治療進行とともに再評価を行い，必要に応じ治療方針とゴールの修正を行う.

大切なことは，これらをチームとして多職種で行うために，その調整の中心を評価会議（ケースカンファレンス）に置くことである.

（3）退院に向けて（地域リハビリテーションへの移行）

慢性期に入ると，訓練だけでなく規則正しい病棟生活，家庭や社会との接触，障害受容などの心理的葛藤への援助（心理的な障害への適応と動機づけ），健康教育などを積極的に推し進めていかなければならない.

家庭復帰後は地域リハビリテーションの段階に入る. 定期的な通院訓練，健康と機能のチェックを行う. 長期になり，機能や健康状態の維持が外来診療だけでは解決できない場合は，健康チェックと集中訓練を目的とした短期入院を行う場合もある.

このように退院後も，リハビリテーションは地域と家庭，職場などと密接に関連しており，地域の社会資源（地域にある訪問サービスや行政サービスなど）を有効に活用して障害者の基本的な健康管理の手助けを行うこととなる.

（4）社会復帰と職業復帰（社会的リハ，職業的リハへの移行）

リハビリテーションのゴールの一つは社会参加と自立である．さまざまな制度やサービスを利用し，社会参加と自立に向けソーシャルワーカーの支援を受けることもできる．

一方，自立は経済的自立を伴わなければならないことも多い．障害を受けたものが若年者であったり，一家の大黒柱であれば急を要する場合もある．

その意味では職業リハビリテーション（vocational rehabilitation）へのスムーズな移行が大切である．職業リハビリテーションは専門の機関で行われるが，その内容は，職業評価，職業指導，職業訓練，職業斡旋，追跡指導からなる．また，法に基づく雇用促進制度もあり，障害者雇用の促進が図られている．

4．地域ケアと地域リハビリテーション（図1-7）

1）地域リハビリテーションの定義

「地域リハビリテーションとは，障害をもつ者が自分の住む地域で，家族や地域住民とともに安全で質の高い生活を営むためのさまざまなサービスを受けることができること，そしてそれを支えるさまざまなシステムや社会資源の利用を含む活動である」と定義できる．すなわち地域ケアの一部をなすものであり，密接に関連しあうものである．

地域リハビリテーションは地域中心であり，地域住民と行政が一体となって地域にあった保健医療福祉サービスが提供できるように構築されなければならない．

たとえば，リハビリテーションを支えるさまざまなサービスを受けるために遠くまで通うのではなく，在宅リハビリテーションサービスを受けるなどである．それにはリハビリテーションが専門的技術者のみにより行われるのではなく，家族や医療福祉専門職を含むすべての人がリハビリテーションの理念や技術をよく理解しておく必要がある．

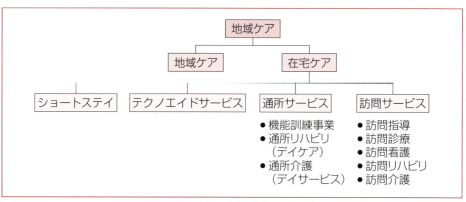

図 1-7　地域ケアを構成するサービス

地域リハビリテーションは住民を巻き込んだ地域活動であるが，一朝一夕に構築できるものではない．

2）地域リハビリテーションとネットワーク

地域リハビリテーションは，障害者を中心にした各種サービスのネットワークから成り立つ．すなわち，地域にどのようなネットワークが作られているかによるところが大きい．障害者とその家族の生活を地域社会で支えていくためには，保健，医療，福祉，行政，その他の各サービスが関連しあいながら有効に利用されなければならない．またサービスには在宅や施設サービスなどの選択肢もある．これらのサービスの利用は障害者自身が選択すべきことであるが，複数のサービスをうまく組み合わせ，スケジュールを立てるとなると，調整する必要がある．

このように障害者のニーズに応じて，効果的なサービスを受けられるように提供し，また地域に必要なサービスの開発を促進することも含めて調整すること(ケアマネジメント)が必要となる．

たとえば，発病・入院治療を経て在宅ケアに移行した脳卒中患者は，片麻痺という機能障害に加えてさまざまな生活上の問題をかかえている．病院への通院，機能訓練も続ける必要がある．自宅では入浴が困難であるかもしれない．家族の都合で給食サービスの必要な日もある．

独居であれば，日常の買い物や家事介助の問題，認知症を伴っていれば日々の支払いのような問題から，財産管理の問題も生じるであろう．これらの問題についてすべてサービスを受けることができるのかどうか，できない部分はどのように解決するのか，そのかかわり方やサービスの頻度はどの程度がよいかなど，調整し解決すべき問題は大きい．これらを考慮してケアプランが立てられる．

地域リハビリテーションはまさにリハビリテーションの理念を生かした地域活動であるといえる．

5．高齢社会

1）高齢者の特性

人口の高齢化が進み，老年人口の増加が問題となっている(図1-8)．高齢者は病気やけがが多いのみでなく，加齢により生理機能の低下(表1-5)や運動機能の低下が進行してくる(図1-9)．また廃用症候群も起こりやすく，回復にも時間がかかる．したがって，寝たきりは，ちょっとした病気や骨折のあとでも起こりうる．さらに，認知機能も次第

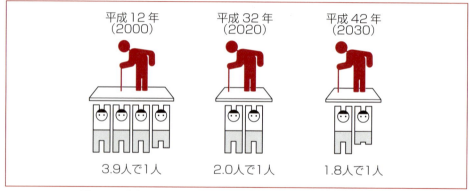

図 1-8　老年人口1人当たり生産年齢人口の推移より推定した

老年人口1人当たり生産年齢人口 $= \dfrac{15～64\,歳人口}{65\,歳以上人口}$

資料：内閣府「平成25年度版　高齢社会白書」

表 1-5　臓器・器官レベルでの加齢現象

脳・神経	神経細胞の減少，萎縮，脊髄前角細胞の減少
視　覚	遠視，白内障
聴　覚	老人性難聴
呼吸器	呼吸筋萎縮，気管支壁の線維化
心　臓	心筋内結合組織の変性・肥厚・石灰化
泌尿器	腎血流量・糸球体濾過量の低下
消化器	消化液の分泌低下，蠕動運動低下
骨関節	骨粗鬆症
筋　肉	筋萎縮
知　覚	表在感覚・深部感覚の低下
皮　膚	結合組織の線維化
血　液	貧血
内分泌	臓器萎縮，分泌能低下
免　疫	細胞性・体液性免疫の低下

に制約され，情報処理能力・記憶・一般知能を中心に多くの弱点が現れる．

　また，障害高齢者の家庭への受け入れの困難さと介護力不足，認知症の増加，施設の不足，医療費の増加など問題は大きい．

　高齢者の運動機能に対するリハビリテーションは簡単なものがよく，握力（全身的筋力の指標）などの評価や，ベッド上でも可能な（ブリッジ的）殿部挙上運動・机に手をついてのスクワット（立ち上がり）などの訓練が適している．また，さまざまな疾患や外傷下にあれば，それに応じてリハビリテーションを行う．いずれにしても高齢者の特性を十

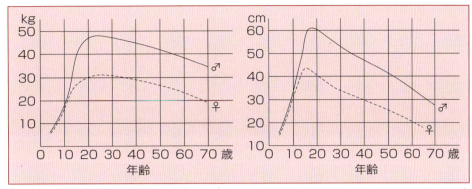

(東京都立大学身体適性学研究室(編):日本人の体力標準値.第3版,117,135,不昧堂,1980)
図 1-9 加齢と運動能力(左:握力 右:垂直跳び)
ほぼ20歳前後をピークとして低下する.
筋力(握力で代表される)の低下に比し垂直跳びのような瞬発力の低下のほうが著しい.

表 1-6 将来推計人口〔平成22～72年(2010～2060)〕

	人口(千人)		年齢3区分割合(%)		
	総数	うち65歳以上	0～14歳	15～64歳	65歳以上
平成22('10)	128,057	29,484	13.1	63.8	23.0
32('20)	124,100	36,124	11.7	59.2	29.1
42('30)	116,618	36,849	10.3	58.1	31.6
52('40)	107,276	38,678	10.0	53.9	36.1
62('50)	97,076	37,676	9.7	51.5	38.8
72('60)	86,737	34,642	9.1	50.9	39.9

資料:国立社会保障・人口問題研究所「日本の将来推計人口(平成24年1月推計)」より

分理解したうえでのリスク管理を徹底することが大切である.

2)障害高齢者の数

　　老年人口の比率は今後も増え続け,2060年には65歳以上の人口が39.9%の水準に達すると推定されている(表1-6).寝たきり高齢者の増加が見込まれ,リハビリテーションに加え,介護問題が大きくなりつつある.

3)対象疾患

　　内部疾患,骨関節疾患なども含め,高齢者のほとんどの疾患がリハビリテーションの対象となる.近年では,運動器不安定性やロコモティブシンドロームなど,高齢化などに基づく運動機能低下や,介護量増加の概念で重要視されている.
　　また,高齢者の身体・心理・社会的特性においては,①複数疾患の同時併存,②多剤併用,③精神的脆弱性,④体力低下,⑤引きこもり,などの特異的状態とこれらの悪循

環を理解する必要がある.

4）高齢者特有の問題

（1）転倒と骨折

転倒による骨折(大腿骨近位部骨折)は寝たきりとなり，介護状態に至る原因の上位を占めている．とくに骨粗鬆症を生じると，骨折の危険性は著明に増大する.

高齢者の転倒の頻度は地域高齢者(在宅者)で1〜2割，病院施設利用者では3割に達する．また転倒頻度は年齢が高くなると多くなり，75歳以上の高齢者では3人に1人が転倒経験者である．これら転倒者の1割が大腿骨近位部骨折を起こしていると推定されている.

転倒は一度でも転倒した，またはしそうになった人，自信過剰な人，睡眠薬を服用している人，脳卒中などにより空間認知機能の低下している人などに多い．脳卒中片麻痺患者では麻痺側に倒れることが多く，介助は麻痺側から行う.

環境要因も大切である．転倒は気のつきにくい小さな障害物や段差で起こることが多く，たとえばテープを張って段差の存在が分かりやすくする，照明を明るくするなど環境整備に気をつける．むろん滑りやすい床や濡れた床などは注意が必要である．骨折発生という点では床の硬さもその要因と関連が深く，畳などの配慮も考えられる.

転倒は予防が重要であるが，いくら気をつけてもかならず起こりうるものである．万が一転倒しても骨折に至らないことも視野に入れたい.

（2）認知症

認知症は高齢社会において取り組むべき大きな問題の一つである．すでに150万人以上の認知症患者がいると推定されるが，今後さらに急速に増加すると考えられている.

原因はアルツハイマー病や脳血管障害，レビー小体型などによるものが多いが，そのほか多くの原因により起こる．症状は中核症状である記憶の障害，判断や見当識の障害，人格の変化がベースとなり，精神的に不安定となると妄想(物盗られ妄想が多い)，徘徊，不潔行為など(周辺症状)がみられることもある.

認知症は早期発見が大切であり，治療法も進歩しつつある．またグループホームにて小グループでケアすることにより，症状を安定させ，地域の一員として暮らせるような方法も進められている.

（3）在宅ケア

高齢者にとって居心地のよい在宅生活は理想的である．それを支えるのが在宅ケアである．そのためには家族の存在，在宅医療サービス，訪問サービス(訪問看護，訪問介護，訪問リハビリテーションなど)，通所サービス(通所介護や通所リハビリテーション，短期入所)，そして行政サービスやボランティアサービスなど，これらの多様な社会資源を

利用してはじめて可能になる.

　介護保険では，これらのサービスを効率よく提供するために，地域の介護支援専門員がケアプランを作成し，快適な在宅ケアが可能になるようにサービスが提供される.

　注）介護予防：介護保険で用いられる行政的な用語である．高齢者の機能は低下しやすく，障害を受けると回復に時間もかかる．介護状態に至るのを予防するという意味である.

　ふだんから運動や栄養に気をつけて機能を維持し，できるだけ充実した毎日を送ることができるよう，家庭と地域，および行政が一丸となって取り組むことが大切である.

22　第1章　リハビリテーション総説

C. 障害の評価

1. 心身機能・身体構造の評価

1) 長さと周径の測定

（1）四肢長

上肢長：肩峰―橈骨茎状突起

下肢長：（棘果長）上前腸骨棘―内果

　　　：（転子果長）大転子―外果も用いられることがある．ただし公式の書類記載では用いないこと．

（2）四肢の周径

上腕周径：最大部

前腕周径：最大部

大腿周径：膝蓋骨上端から10 cm（小児5 cm）

下腿周径：最大部

2) 関節可動域テスト（range of motion test；ROM-T）（表1-7, 図1-10）

各関節とも基本肢位（気を付けの姿勢）を0度とする．基本軸と移動軸に角度計を当てて測定する．角度表示は5度単位でよい．

記載は，関節名，運動方向，角度の順に書く（例：肘，屈曲135°，伸展0°など）．

原則として他動運動による測定値を表記する．自動・他動両方の測定が必要な場合は自動，他動の別を明記しておく

足関節の基本肢位を90°，肘や膝関節伸展位を180°とする誤りをよく見かけるので注意したい（正しくはすべて0°）．

3) 筋力テスト

（1）徒手筋力テスト（manual muscle testing；MMT）

筋力テストとして，いろいろの方法が発表されているが，臨床の場ではダニエルス（Daniels）らによる6段階法による徒手筋力テストが一般的である（表1-8-①）．ここではダニエルスらの方法に従い臨床上重要な筋について表記する（表1-9, 図1-11）．

C．障害の評価　**23**

表 1-7　日本整形外科学会および日本リハビリテーション医学会による
関節可動域の表示ならびに測定法　　　　〔平成 7（1995）年 4 月改訂〕

1．関節可動域の測定方法

1）関節可動域は，他動運動でも自動運動でも測定できるが，原則として他動運
動による測定値を表記する．自動運動による測定値を用いる場合は，その旨
明記する〔2 の 2）の⑴参照〕．

2）角度計は十分な長さの柄がついているものを使用し，通常は 5°刻みで測定す
る．

3）基本軸，移動軸は，四肢や体幹において外見上わかりやすい部位を選んで設
定されており，運動学上のものとは必ずしも一致しない．また，手指および
足指では角度計のあてやすさを考慮して，原則として背側に角度計をあてる．

4）基本軸と移動軸の交点を角度計の中心に合わせる．また，関節の運動に応じ
て，角度計の中心を移動させてもよい．必要に応じて移動軸を平行移動させ
てもよい．

5）多関節筋が関与する場合，原則としてその影響を除いた肢位で測定する．た
とえば，股関節屈曲の測定では，膝関節を屈曲しハムストリングをゆるめた
肢位で行う．

6）肢位は「測定肢位および注意点」の記載に従うが，記載のないものは肢位を
限定しない．変形，拘縮などで所定の肢位がとれない場合は，測定肢位がわ
かるように明記すれば異なる肢位を用いてもよい〔2 の 2）の⑵参照〕．

7）筋や腱の短縮を評価する目的で多関節筋を緊張させた肢位で関節可動域を測
定する場合は，測定方法がわかるように明記すれば多関節筋を緊張させた肢
位を用いてもよい〔2 の 2）の⑶参照〕．

2．測定値の表示

1）関節可動域の測定値は，基本肢位を 0°として表示する．たとえば，股関節の
可動域が屈曲位 20°から 70°であるならば，この表現は以下の 2 通りとなる．

⑴　股関節の関節可動域は屈曲 20°から 70°（または屈曲 20°〜70°）

⑵　股関節の関節可動域は屈曲は 70°，伸展は−20°

2）関節可動域の測定に際し，症例によって異なる測定方法を用いる場合や，そ
の他関節可動域に影響を与える特記すべき事項がある場合は，測定値ととも
にその旨併記する．

⑴　自動運動を用いて測定する場合は，その測定値を（　）で囲んで表示するか，
「自動」または「active」などと明記する．

⑵　異なる肢位を用いて測定する場合は，「背臥位」「座位」などと具体的に肢
位を明記する．

⑶　多関節筋を緊張させた肢位を用いて測定する場合は，その測定値を〈　〉
で囲んで表示するが，「膝伸展位」などと具体的に明記する．

⑷　疼痛などが測定値に影響を与える場合は，「痛み」「pain」などと明記する．

24 第1章 リハビリテーション総説

Ⅱ. 上肢測定

部位名	運動方向	参考可動域角度	基本軸	移動軸	測定肢位および注意点	参考図
肩甲帯 shoulder girdle	屈曲 flexion	20	両側の肩峰を結ぶ線	頭頂と肩峰を結ぶ線		
	伸展 extension	20				
	挙上 elevation	20	両側の肩峰を結ぶ線	肩峰と胸骨上縁を結ぶ線	背面から測定する	
	引き下げ (下制) depression	10				
肩 shoulder (肩甲帯の動きを含む)	屈曲(前方挙上) flexion (forward elevation)	180	肩峰を通る床への垂直線(立位または座位)	上腕骨	前腕は中間位とする. 体幹が動かないように固定する. 脊柱が前後屈しないように注意する.	
	伸展(後方挙上) extension (backward elevation)	50				
	外転(側方挙上) abduction (lateral elevation)	180	肩峰を通る床への垂直線(立位または座位)	上腕骨	体幹の側屈が起こらないように90°以上になったら前腕を回外することを原則とする. ⇨[Ⅵ. その他の検査法] 参照	
	内転 adduction	0				
	外旋 external rotation	60	肘を通る前額面への垂直線	尺骨	上腕を体幹に接して,肘関節を前方90°に屈曲した肢位で行う. 前腕は中間位とする. ⇨[Ⅵ. その他の検査法] 参照	
	内旋 internal rotation	80				
	水平屈曲 (水平内転) horizontal flexion (horizontal adduction)	135	肩峰を通る矢状面への垂直線	上腕骨	肩関節を90°外転位とする.	
	水平伸展 (水平外転) horizontal extension (horizontal abduction)	30				
肘 elbow	屈曲 flexion	145	上腕骨	橈骨	前腕は回外位とする.	
	伸展 extension	5				

図 1-10 関節可動域測定法 　　　　　　　　　　　　　　　　(つづく)

C．障害の評価　　**25**

部位名	運動方向	参考可動域角度	基本軸	移動軸	測定肢位および注意点	参考図
前腕 forearm	回内 pronation	90	上腕骨	手指を伸展した手掌面	肩の回旋が入らないように肘を90°に屈曲する．	
	回外 supination	90				
手 wrist	屈曲（掌屈） flexion (palmarflexion)	90	橈骨	第2中手骨	前腕は中間位とする．	
	伸展（背屈） extension (dorsiflexion)	70				
	橈屈 radial deviation	25	前腕の中央線	第3中手骨	前腕を回内位で行う．	
	尺屈 ulnar deviation	55				

Ⅲ．手指測定

部位名	運動方向	参考可動域角度	基本軸	移動軸	測定肢位および注意点	参考図
母指 thumb	橈側外転 radial abduction	60	示指 （橈骨の 延長上）	母指	運動は手掌面とする． 以下の手指の運動は，原則として手指の背側に角度計をあてる．	
	尺側内転 ulnar adduction	0				
	掌側外転 palmar abduction	90			運動は手掌面に直角な面とする．	
	掌側内転 palmar adduction	0				
	屈曲（MCP） flexion	60	第1中手骨	第1基節骨		
	伸展（MCP） extension	10				
	屈曲（IP） flexion	80	第1基節骨	第1末節骨		
	伸展（IP） extension	10				

図 1-10　（つづき）　　　　　　　　　　　　　　　　　　（つづく）

26 第1章 リハビリテーション総説

部位名	運動方向	参考可動域角度	基本軸	移動軸	測定肢位および注意点	参考図
指 fingers	屈曲（MCP） flexion	90	第2-5中手骨	第2-5基節骨	⇨［Ⅵ．その他の検査法］ 参照	
	伸展（MCP） extension	45				
	屈曲（PIP） flexion	100	第2-5基節骨	第2-5中節骨		
	伸展（PIP） extension	0				
	屈曲（DIP） flexion	80	第2-5中節骨	第2-5末節骨		
	伸展（DIP） extension	0			DIPは10°の過伸展をとりうる．	
	外転 abduction		第3中手骨延長線	第2，4，5指軸	中指の運動は橈側外転，尺側外転とする． ⇨［Ⅵ．その他の検査法］ 参照	
	内転 adduction					

Ⅳ．下肢測定

部位名	運動方向	参考可動域角度	基本軸	移動軸	測定肢位および注意点	参考図
股 hip	屈曲 flexion	125	体幹と平行な線	大腿骨 （大転子と大腿骨外顆の中心を結ぶ線）	骨盤と脊柱を十分に固定する． 屈曲は背臥位，膝屈曲位で行う． 伸展は腹臥位，膝伸展位で行う．	
	伸展 extension	15				
	外転 abduction	45	両側の上前腸骨棘を結ぶ線への垂直線	大腿中央線 （上前腸骨棘より膝蓋骨中心を結ぶ線）	背臥位で骨盤を固定する． 下肢は外旋しないようにする． 内転の場合は，反対側の下肢を屈曲挙上してその下を通して内転させる．	
	内転 adduction	20				
	外旋 external rotation	45	膝蓋骨より下ろした垂直線	下腿中央線 （膝蓋骨中心より足関節内外果中央を結ぶ線）	背臥位で，股関節と膝関節を90°屈曲位にして行う． 骨盤の代償を少なくする．	
	内旋 internal rotation	45				

図 1-10 （つづき）　　　　　　　　　（つづく）

C．障害の評価　**27**

部位名	運動方向	参考可動域角度	基本軸	移動軸	測定肢位および注意点	参考図
膝 knee	屈曲 flexion	130	大腿骨	腓骨（腓骨頭と外果を結ぶ線）	屈曲は股関節を屈曲位で行う．	
	伸展 extension	0				
足 ankle	屈曲（底屈） flexion (plantar flexion)	45	腓骨への垂直線	第5中足骨	膝関節を屈曲位で行う．	
	伸展（背屈） extension (dorsiflexion)	20				
足部 foot	外がえし eversion	20	下腿軸への垂直線	足底面	膝関節を屈曲位で行う．	
	内がえし inversion	30				
	外転 abduction	10	第1，第2中足骨の間の中央線	同左	足底で足の外縁または内縁で行うこともある．	
	内転 adduction	20				
母指(趾) great toe	屈曲（MTP） flexion	35	第1中足骨	第1基節骨		
	伸展（MTP） extension	60				
	屈曲（IP） flexion	60	第1基節骨	第1末節骨		
	伸展（IP） extension	0				
足指 toes	屈曲（MTP） flexion	35	第2-5中足骨	第2-5基節骨		
	伸展（MTP） extension	40				
	屈曲（PIP） flexion	35	第2-5基節骨	第2-5中節骨		
	伸展（PIP） extension	0				
	屈曲（DIP） flexion	50	第2-5中節骨	第2-5末節骨		
	伸展（DIP） extension	0				

図 1-10 （つづき）

28 第1章 リハビリテーション総説

V．体幹測定

部位名	運動方向		参考可動域角度	基本軸	移動軸	測定肢位および注意点	参考図
頸部 cervical spines	屈曲（前屈） flexion		60	肩峰を通る床への垂直線	外耳孔と頭頂を結ぶ線	頭部体幹の側面で行う． 原則として腰かけ座位とする．	
	伸展（後屈） extension		50				
	回旋 rotation	左回旋	60	両側の肩峰を結ぶ線への垂直線	鼻梁と後頭結節を結ぶ線	腰かけ座位で行う．	
		右回旋	60				
	側屈 lateral bending	左側屈	50	第7頸椎棘突起と第1仙椎の棘突起を結ぶ線	頭頂と第7頸椎棘突起を結ぶ線	体幹の背面で行う． 腰かけ座位とする．	
		右側屈	50				
胸腰部 thoracic and lumbar spines	屈曲（前屈） flexion		45	仙骨後面	第1胸椎棘突起と第5腰椎棘突起を結ぶ線	体幹側面より行う． 立位，腰かけ座位または側臥位で行う． 股関節の運動が入らないように行う． ⇨［Ⅵ．その他の検査法］参照	
	伸展（後屈） extension		30				
	回旋 rotation	左回旋	40	両側の後上腸骨棘を結ぶ線	両側の肩峰を結ぶ線	座位で骨盤を固定して行う．	
		右回旋	40				
	側屈 lateral bending	左側屈	50	ヤコビー（Jacoby）線の中点にたてた垂直線	第1胸椎棘突起と第5腰椎棘突起を結ぶ線	体幹の背面で行う． 腰かけ座位または立位で行う．	
		右側屈	50				

図 1-10 （つづき）

C．障害の評価　**29**

Ⅵ．その他の検査法

部位名	運動方向	参考可動域角度	基本軸	移動軸	測定肢位および注意点	参考図
肩 shoulder (肩甲骨の動きを含む)	外旋 external rotation	90	肘を通る前額面への垂直線	尺骨	前腕は中間位とする． 肩関節は90°外転し，かつ肘関節は90°屈曲した肢位で行う．	外旋 0° 内旋
	内旋 internal rotation	70				
	内転 adduction	75	肩峰を通る床への垂直線	上腕骨	20°または45°肩関節屈曲位で行う． 立位で行う．	0° 内転
母指 thumb	対立 opposition				母指先端と小指基部（または先端）との距離（cm）で表示する．	
指 fingers	外転 abduction		第3中手骨延長線	2, 4, 5 指軸	中指先端と2, 4, 5指先端との距離（cm）で表示する．	
	内転 adduction					
	屈曲 flexion				指尖と近位手掌皮線（proximal palmar crease）または遠位手掌皮線（distal palmar crease）との距離（cm）で表示する．	
胸腰部 thoracic and lumbar spines	屈曲 flexion				最大屈曲は，指先と床との間の距離（cm）で表示する．	

Ⅶ．顎関節計測

顎関節 temporo-mandibular joint	開口位で上顎の正中線で上歯と下歯の先端との間の距離（cm）で表示する． 左右偏位(lateral deviation)は上顎の正中線を軸として下歯列の動きの距離を左右とも cm で表示する． 参考値は上下第1切歯列対向縁線間の距離 5.0 cm，左右偏位は 1.0 cm である．

図 1-10　（つづき）

30 第1章 リハビリテーション総説

表 1-8 筋力の測定
① 徒手筋力テスト(manual muscle testing；MMT)

5	N(normal)	正常	100%	
4	G(good)	優	75%	
				ある程度の抵抗を加えてもなお重力に抗して正常可動域いっぱいに動く
3	F(fair)	良	50%	
				抵抗を加えなければ重力に抗して正常可動域いっぱいに動く
2	P(poor)	可	25%	
				重力を除けば正常可動域いっぱいに動く
1	T(trace)	不可	10%	
				筋の収縮はみられるが関節運動は起こらない
0	Z(zero)	ゼロ	0%	
				筋の収縮はまったく認められない

② 筋力テスト表

MUSCLE EXAMINATION (1)

患者名：　　　男 女　年齢：　　　診断：

R				L		
			検　査　者			
/	/	/	検　査　日	/	/	/
			肩甲骨　scapular			
			外　　転　abduction			
			挙　　上　elevation			
			下　　制　depression			
			肩関節　shoulder			
			屈曲(前方挙上)　flexion			
			伸展(後方挙上)　extension			
			外転(側方挙上)　abduction			
			水平位外転　horizontal abduction			
			水平位内転　horizontal adduction			
			外　　旋　external rotation			
			内　　旋　internal rotation			
			肘関節　elbow			
			屈　　曲　flexion			
			伸　　展　extension			
			前腕　forearm			
			回　　外　supination			
			回　　内　pronation			
			手関節　wrist			
			屈曲(掌屈)　plamar-flexion			
			伸展(背屈)　dorsi-flexion			
			手指　　fingers			
			握　　力			

MUSCLE EXAMINATION (2)

患者名：　　　男 女　年齢：　　　診断：

R				L		
			検　査　者			
/	/	/	検　査　日	/	/	
			頸　　neck			
			前 方 屈 曲　flexion			
			後 方 伸 展　extension			
			体 幹　trunk			
			前 方 屈 曲　flexion			
			回　　旋　rotation			
			後 方 伸 展　extension			
			骨盤のひき上げ　elevation of pelvis			
			股 関 節　hip			
			屈　　曲　flextion			
			伸　　展　extension			
			外　　転　abduction			
			内　　転　addution			
			外　　旋　external rotation			
			内　　旋　internal rotation			
			膝関節　knee			
			屈　　曲　flextion			
			伸　　展　extension			
			足関節　ankle			
			背 側 屈 曲　dorsi-flexion			
			底 側 屈 曲　plantal-flexion			
			足　　foot			
			外 が え し　eversion			
			内 が え し　abduction			
			足 趾　toes			

C．障害の評価　**31**

表 1-9　MMT 判定基準（筋力 5～3 の場合）

抵抗を加えても重力に抗して全可動域動く 5（normal）または 4（good）
抵抗を加えなければ重力に抗して全可動域動く 3（fair）
手部や足部など重力による判定が実用的でない部位は，可動域いっぱい動けば 3（fair）と判定する．注 1）

（この筋力評価表について）　　ダニエルスらの方法を参考にし，臨床に即したように一部改変した．
　　　　　　　　　　　　　　臨床的に評価の頻度も高く重要である筋力 5，4，3 の方法について記載した．
　　　　　　　　　　　　　　筋力 2～0 のテストはテスト姿位や手技が大きく異なる場合があり，ここでは省略した．

（体幹）

部位	運動の方向	主動作筋	テスト姿位	固定	抵抗	評価上の注意
頸部	屈曲	胸鎖乳突筋	仰臥位	胸郭下部	前額部	注 1）
	伸展	僧帽筋・脊柱起立筋群	伏臥位	胸郭肩甲帯部	後頭部	注 1）
体幹	屈曲	腹直筋	仰臥位　両上肢は後頭部で組む	（下肢は伸展位保持）	（重力のみ）	肩甲骨上部が台から離れる 5
			仰臥位　両上肢を胸で組む	（下肢は伸展位保持）	（重力のみ）	肩甲骨下角が離れる　4
			仰臥位　両上肢は体前面で伸展	（下肢は伸展位保持）	（重力のみ）	肩甲骨下角が離れる　3
	伸展（腰部）	脊柱起立筋	伏臥位　両上肢は後頭部で組む	足関節部	（重力のみ）	胸郭全体が台から離れる 楽に可能　5 苦労して可能　4
			伏臥位　両上肢は体側で伸展位	足関節部	（重力のみ）	臍が台から離れる　3

（上肢）

部位	運動の方向	主動作筋	テスト姿位	固定	抵抗	評価上の注意
肩甲骨	挙上	僧帽筋（上部線維）・肩甲挙筋	座位　両手は膝上		肩上部	
	外転と上方回旋	前鋸筋	座位　肘伸展 肩 130°屈曲位		上腕遠位部（下方に加える）	翼状肩甲が起こらないことを確認
	内転	僧帽筋（中部線維）・大菱形筋	伏臥位　肩外転 90° 肘直角	対側肩甲骨	上腕遠位部（下方に加える）	上肢水平外転を伴う
	引き下げ（下制）と内転	僧帽筋（下部線維）	伏臥位　肩屈曲 145°		上腕遠位部（下方に加える）	肩甲骨内転を伴う
	内転と下方回旋	大小菱形筋	伏臥位　肩内旋内転 肘屈曲し手を背部に置く		上腕遠位部（下外方に加える）	手背部が背中から離れた状態から開始する
肩関節	屈曲（前方挙上）	三角筋　烏口腕筋	座位　肘伸展　前腕回内位	肩関節上部	上腕遠位部	90°まで屈曲させる
	伸展（後方挙上）	広背筋　大円筋 三角筋（後部線維）	伏臥位　肘伸展　前腕回内位	（肩関節上部）	上腕遠位部	
	外転	三角筋（中部線維）棘上筋	座位　肩内外旋　中間位　肘軽度屈曲	肩関節上部	上腕遠位部	90°まで外転させる　肩が外旋しないよう手掌を下方に向けて行う
	水平伸展（水平外転）	三角筋（後部線維）	伏臥位　肩外転 90° 前腕は台より垂直に垂らす	（肩甲骨）	上腕遠位部	外転が肩甲上腕関節で起こることを確認する
	水平屈曲（水平内転）	大胸筋	仰臥位　肩外転 90° 肘屈曲	（肩関節上部）	手関節部	90°まで内転させる
	外旋	棘下筋　小円筋	伏臥位　肩外転 90° 肘屈曲　前腕は台より垂直に垂らす	肘部	手関節部	
	内旋	肩甲下筋　大胸筋 広背筋　大円筋	伏臥位　肩外転 90° 肘屈曲　前腕は台より垂直に垂らす	肘部	手関節部	
肘関節	屈曲	上腕二頭筋　上腕筋　腕橈骨筋	座位　前腕回外	肩（5 と 4） 肘（3）	手関節部	
	伸展	上腕三頭筋	伏臥位　肩外転 90° 肘屈曲　前腕は台より垂直に垂らす	肘（屈側）	手関節部	
前腕	回外	上腕二頭筋　回外筋	座位　肘屈曲 90°　前腕回内位	肘	手関節部	握手の状態で行ってもよい
	回内	円回内筋　方形回内筋	座位　肘屈曲 92°　前腕回外位	肘	手関節部	握手の状態で行ってもよい

32 第1章 リハビリテーション総説

表 1-9(つづき)

部位	運動の方向	主動作筋	テスト姿位	固定	抵抗	評価上の注意
手関節	屈曲(掌屈)	橈側手根屈筋 尺側手根屈筋	座位 前腕回外位 肘屈曲	前腕遠位部	手掌部	手指はリラックスした状態を保つ 注1)
	伸展(背屈)	長・短橈側手根伸筋 尺側手根伸筋	座位 前腕回内位 肘屈曲	前腕遠位部	手背部	手指はリラックスした状態を保つ 注1)
指	MP 関節屈曲	虫様筋 背側骨間筋 掌側骨間筋	座位 前腕回外手指軽度屈曲	中手骨	手指掌側基部	手指は軽度屈曲を保つ 注1)
	MP 関節伸展	指伸筋 示指伸筋 小指伸筋	座位 前腕回内手指屈曲	中手骨部	基節骨背側	手指は屈曲を保つ 注1)
	指屈曲	浅指屈筋(PIP 関節)	座位 前腕回外手指伸展	検査を行う指を除いたすべての指の基節骨(伸展位保持)	検査を行う指の基節骨掌側	検査をする指以外の指の伸展位保持により深指屈筋のブロックを行う 注1)
		深指屈筋(DIP 関節)	座位 前腕回外手指伸展	中節骨	末節骨掌側	DIP のみ屈曲させる 注1)
	指外転	背側骨間筋 小指外転筋	座位 前腕回内手指内転	手関節部	第 2~5 指の隣合う指を合わせる	注1)
	指内転	掌側骨間筋	座位 前腕回内手指外転	手関節部	第 2~6 指の隣合う指を引き離す	注1)
母指	屈曲	短母指屈筋	座位 前腕回外	第1中手骨	第1基節骨掌	注1)
		長母指屈筋	座位 前腕回外	第1基節骨	第1末節骨掌	注1)
	伸展	短母指伸筋	座位 前腕中間位 IP 関節屈曲	第1中手骨	第1基節骨背側	IP 関節は屈曲位のまま行う 注1)
		長母指伸筋	座位 前腕中間位 IP 関節屈曲	第1基節骨	第1末節骨背側	IP 関節を伸展させる 注1)
	外転	長・短母指外転筋	座位 前腕回外	手関節と中手骨(手を保持)	母指基節骨外側	手掌面に垂直な運動 注1)
	内転	母指内転筋(横頭・斜頭)	座位 前腕回内	手関節と中手骨(手を保持)	母指基節骨内側	手掌面に垂直な運動 注1)
	対立	母指対立筋 小指対立筋	座位 前腕回外	手関節部	第1中手骨頭 第5中手骨掌	第1指と第5指を近づける運動

(下肢)

部位	運動の方向	主動作筋	テスト姿位	固定	抵抗	評価上の注意
股関節	屈曲	大腰筋 腸骨筋	座位	(骨盤)	膝上部	
	伸展	大殿筋 半腱様筋 半膜様筋 大腿二頭筋	伏臥位	(骨盤後面)	足関節部	膝伸展位で行う
		(大殿筋のみ)	伏臥位	(骨盤)	大腿下部後面	膝屈曲位で行う
	外転	中殿筋	側臥位	(骨盤)	大腿下部外側	対側下肢軽度屈
	内転	股関節内転筋群	側臥位	対側下肢	大腿下部内側	
	外旋	股関節外旋筋群	座位	膝外側	足関節部	
	内旋	小殿筋大腿筋膜張筋	座位	膝内側	足関節部	
膝関節	屈曲	長・短大腿二頭筋 半腱様筋 半膜様筋	伏臥位	(大腿部または骨盤後面)	足関節部	尻上り現象に注意
	伸展	大腿四頭筋	座位	膝後面	足関節部	
足関節	屈曲(底屈)	下腿三頭筋(腓骨筋 ヒラメ筋)	立位 膝伸展 対側下肢は屈曲し片足立ちとする	手すりなどで安定した立位を保持する	膝伸展位のまま体重に抗して踵を挙げる	連続 20 回以上 5 10 回以上 4 1 回以上 3
	伸展(背屈)	前脛骨筋	座位	(下腿)	足部背側内側	足の母指はリラックスする 内反を伴う 注1)
足部	内がえし	後脛骨筋	座位 足関節軽度底屈位	足関節部	前足部内側	注1)
	外がえし	長・短腓骨筋	座位または仰臥位 足部中間位	足関節部	前足部背部	注1)
足指	屈曲(PIP DIP MP)	長指屈筋 短指屈筋 中様筋	座位または仰臥位	中足骨部	足指底側	足指の屈曲と伸展は各関節の全体を見るのが実用的 注1)
	伸展	長指伸筋 短指伸筋	背臥位	中足骨部, 踵部	足指背屈	
母指(足)	屈曲	長母指屈筋	座位	母指基部と足部	母指底側	注1)
	伸展	長母指伸筋	座位	母指基部と踵部	母指背側	注1)

C．障害の評価　**33**

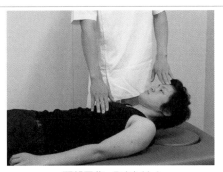

頸部屈曲　5または4

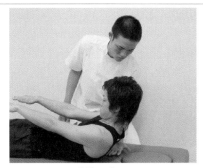

体幹屈曲　3
体前面で両上肢を伸展位とする．肩甲骨は台から離れる．

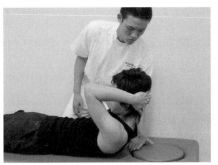

体幹屈曲　5
両手を後頭部に組む．肩甲骨が台から離れる．

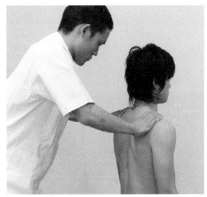

肩甲骨挙上　5（最大負荷）　4（強度～中等度負荷）

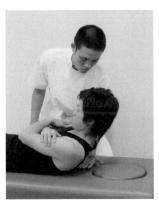

体幹屈曲　4
両腕を胸の前で組む．肩甲骨が台から離れる．

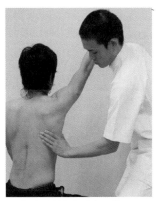

肩甲骨外転と上方回旋　3
肩甲骨内側が胸郭より浮き上がらない（翼状肩甲が起こっていない）ことを確認する．

図 1-11　筋力テスト手技の例
代表的な筋力テスト手技を示す．抵抗を加えている場合は筋力5または4である．
抵抗を加えない場合は筋力3としているが，実際は3以上の場合もありえる．

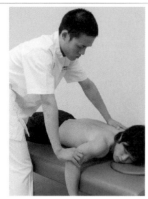
肩甲骨内転　5または4

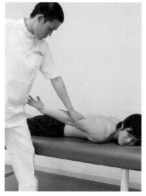
肩関節伸展　5または4

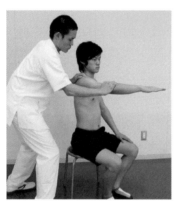
肩関節屈曲　5または4

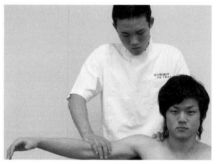
肩関節外転　5または4

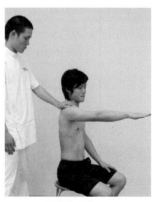
肩関節屈曲　3

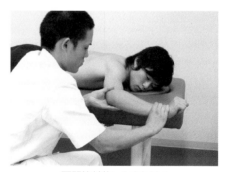
肩関節外旋　5または4

図 1-11 （つづき）

C. 障害の評価

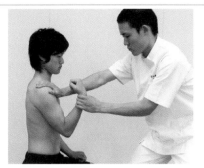
肘関節屈曲　5 または 4

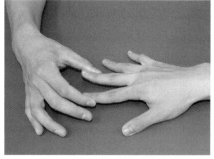
指外転　5 または 4
隣合った 2 指で行う．図は 2～3 指間のテスト．尺側の 4 指，5 指のテストも行う．
5 指のテストは小指外転筋テストとなる．

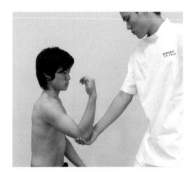
肘関節屈曲　3

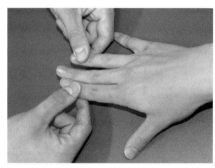
指内転　5 または 4

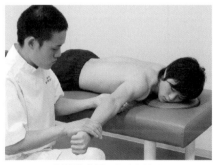
肘関節伸展　5 または 4

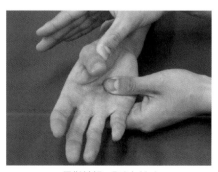
母指外転　5 または 4

図 1-11　（つづき）

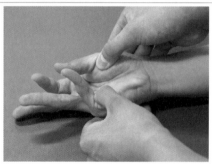

対立　5または4
母指と小指中手骨を引き離すようにする.

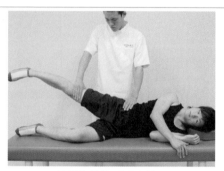

股関節外転　5または4

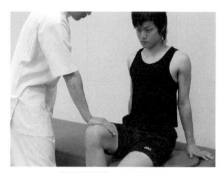

股関節屈曲　5または4

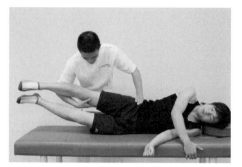

股関節内転　3
対側下肢を固定．測定肢（下側）は重力に抗し可動域いっぱいに動いている．

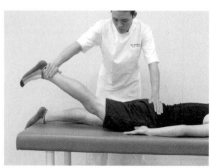

股関節伸展（股関節伸展位）5または4
股関節伸展筋力は通常この方法で測定する．
大殿筋の筋力を分離して測定する場合には股関節屈曲位で行う．

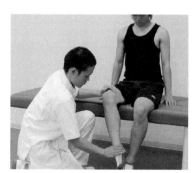

股関節外旋　5または4

図 1-11 （つづき）

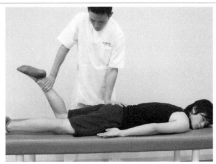
膝関節屈曲　5または4
膝関節は通常下腿回旋中間位でテストする．
下腿外旋位では外側ハムストリングスである大腿二頭筋のテストとなり，
下腿内旋位では内側ハムストリングス（半腱様筋，半膜様筋）のテストとなる．

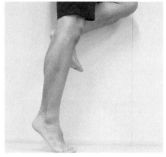
足関節屈曲(底屈)5または4
この検査は片足立ちで全体重を抵抗とするユニークな検査である．踵が全可動域にわたり連続20回以上挙げることができれば5，10回以上であれば4，1回以上であれば3とする．

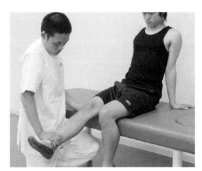
膝関節伸展　5または4

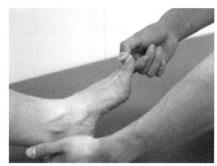
（足の）母指伸展　5または4
母指のIP関節伸展は長母指伸筋の作用による．

図 1-11　（つづき）

　ここでは筋力3以上の場合の方法を記載しているが，筋力3以上と筋力2以下では方法が異なるので注意が必要である．
　　例①　肩関節の屈曲：同じく座位で行うが部分的な運動を確認する(筋力2)，または三角筋前部の筋収縮を触知するか運動は起こらない(筋力1)ことで評価する．
　　例②　膝関節の伸展：筋力3に達しない場合は側臥位とし，重力を除いた状態での伸展を行わせる(筋力2)．筋力2に達しない場合は背臥位で膝蓋骨上部の大腿四頭筋腱の緊張を触知する(筋力1)．
　なおその他の筋については筋力評価の他の専門書を参照されたい．

（2） その他の筋力評価

徒手筋力テスト以外に筋力を実測する方法がある．よく用いられる筋力の実測方法としては次のようなものがある．

① 重錘や秤を利用する方法
② 握力計の利用：比較的正確であり，全身の筋力をよく代表するといわれている
③ ピンチメーター（指のつまみ力を測定）

（3） 粗大運動評価

寝返り，立ち上がり，上肢の挙上，足踏み，歩行などで評価する．粗大運動を見るだけで筋力の低下の部位と程度，診断が明らかになることもある．

たとえば，進行性筋ジストロフィー症児にみられる登攀（とうはん）性起立は，大腿四頭筋と股関節伸筋群の筋力低下を意味する．

（4） 運動の協調性のテスト

運動の協調性（co-ordination）とは，運動がいかにスムーズで目的にあったすばやい動作をするかという点である．運動はたえず感覚のフィードバックを受けながら行われて初めて協調的な運動が可能になるわけであり，運動系，感覚系（とくに深部感覚）の協調を知ることができる．

① 指―鼻テスト

患者自身の鼻と検者の指とをできるだけすばやくタッチさせる．

② 拮抗運動反復テスト

手のひらを返し戻す運動をできるだけすばやく行わせる．

③ そ の 他

線引テスト，点打ちテスト，閉眼起立テスト〔ロンベルグ（Romberg）テスト〕，片足起立テストなどがある．

2．活動 (activity) の評価

活動（activity）は国際生活機能分類では個人のレベルでの行為であり，日常生活活動（食事や歩行など）がその例である．

国際障害分類の能力低下（disability）は活動制限（activity limitation）と表現できる．

1） 日常生活活動の評価（ADL の評価）

（1） 日常生活活動とは

日常生活活動（activities of daily living；ADL）は，日常生活に最小限必要と考えられる

表 1-10　Barthel インデックス

	自立	一部介助	全介助
1．食事(肉を切ってもらった場合＝介助)	10	5	0
2．車椅子からベッドへの移動(ベッド座位を含む)	15	10～5	0
3．整容(洗顔，整髪，ひげそり，歯磨き)	5	0	0
4．トイレ動作(衣服着脱，後始末)	10	5	0
5．入浴	5	0	0
6．平地歩行(あるいは車椅子推進)	15	10	0
＊歩行不能の場合(車椅子)	5	0	0
7．階段昇降	10	5	0
8．更衣(靴紐結び，ファスナー留めなどを含む)	10	5	0
9．排便	10	5(時に失禁)	0
10．排尿	10	5(時に失禁)	0

(Mahoney, F. I. and Barthel, D. W. : Functional evaluation : The Barthel index. *Maryland State Medical Journal*, 14 : 61-65, 1965 より一部改変)

活動であり，起居，移動，食事，更衣，整容，トイレの各動作およびコミュニケーションからなっている．障害者の自立のために，最初に目標とされるべきものである．

（2）評価法の種類

現在，日常生活動作(ADL)の評価では，バーセルインデックス(Barthel index)と FIM (functional independence measure)などがよく用いられている．

a．バーセルインデックス(Barthel index)

1965 年に発表されて以降，世界中でもっとも広く使われている．使用しやすく，現在もっとも利用されている評価法である．それだけデータの蓄積と研究成果も多い．

評価は 10 項目からなり，総得点は 100 点(すべて自立)．60 点以上は自立度が高く，40 点以下は重度の障害，20 点以下は全介助状態，とわかりやすい(表 1-10)．

b．FIM(functional independence measure)

運動 13 項目と認知 5 項目からなる．日常生活に必要な精神心理面の評価も行える．介助量の測定を行うことができる．各項目の採点基準は 7 段階であり，すべての項目 7 点(完全自立)では 126 点となる．研究者にもよるが，おおよそ 80 点以上では自宅復帰，40 点以下では介助量は常時大きいと考えてよい．とくにセルフケアと移乗の項目は自立予測に重要と考えられる．正確に評価するにはトレーニングが必要である．その分精度も高く，国際比較なども行え，研究データとしての質も高い(表 1-11)．

2）歩行の評価

歩行はもっとも基本的な動作で，活動の基本であり，身体活動のみならず社会参加と

表 1-11　機能的自立度評価法（FIM）

	評価項目		採点基準
運動項目	セルフケア	食事	介助者不要
		整容	7点：完全自立
		清拭	6点：修正自立
		更衣・上半身	介助者必要
		更衣・下半身	5点：監視・準備
		トイレ動作	4点：最小介助
	排泄コントロール	排尿管理	3点：中等度介助
		排便管理	2点：最大介助
	移乗	ベッド・椅子・車椅子	1点：全介助
		トイレ	
		浴槽・シャワー	
	移動	歩行/車椅子	
		階段	
認知項目	コミュニケーション	理解	
		表出	
	社会的認知	社会的交流	
		問題解決	
		記憶	

の関連が深い．また体力維持やエネルギー消費（肥満予防）などの健康維持からも歩行は理想的な運動である．

さらに歩行を観察すると，健康状態や麻痺の有無など多くの情報が得られる．

歩行評価は，まず安定性と速度の評価をしておくとよい．

① 歩行の安定性

たとえば，失調性歩行では安定性が悪く歩隔（base）が広くなり，平衡障害，測定障害などが観察される．

② 歩行速度

10m歩行時間（秒）で測定するのが実用的であり，日常生活活動（ADL）や社会的活動とよく一致する．

なお，くわしい歩行分析や異常歩行については，［第3章　A．運動学の基礎の「歩行」の項］を参照のこと．

3．参加（participation）の評価

参加（participation）は国際生活機能分類では生活場面での社会的な関わりあい，集会への参加や駅の利用などがその例である．

国際障害分類の社会的不利(handicap)は参加制約(participation restriction)と表現できる.

1）参加の意義

障害者にとってノーマライゼーションの理念に基づけば，社会参加ができるようになることが，リハビリテーションの最終のゴールといっても差し支えない．障害者の活動能力の改善は無論のことであるが，環境整備により解決できる問題も多い．

国際生活機能分類に環境因子が取り上げられたのも，環境整備の重要性が増しているという認識である．

2）環境因子

（1）家　族

家族を環境因子に入れるべきかどうかは議論のあるところであろう．しかし家族は障害者への直接介護以外にも，社会参加の援助，金銭管理や財産管理，それにもまして心の触れ合うコミュニケーションなどの心理的ケアを行う重要な存在である．

家族の中で援助の中心になる人をキーパーソンとよぶ．キーパーソンはすべてを行うのではなく，さまざまな社会資源(訪問介護のようなフォーマルなものやボランティアのようなインフォーマルなものも含む)を有効に利用する必要がある(ケアマネジメント).

家族についての評価は，よりよいケア体制のためにまず最初に必要なことである．

（2）居住環境

住宅環境整備がその中心である．段差の解消や手すりの取り付けからエレベータの設置などの大掛かりなものまである．住宅改造で多いのはトイレと風呂である．

一般にバリアフリー(barrier free)住宅として最初から設計されている場合もある．基本的にはすべての住宅が障害者に使いやすくできているのが理想であろう．

（3）職場環境

職業復帰が望まれるときは，評価項目として重要となる．職場に戻るための障害者自身の準備のみならず，職場の上司や同僚が障害を理解し，その障害者にどう関わるかを理解してもらうことも大変重要なことである．

（4）地域環境

生活の場としての地域の評価も重要である．道路や移動手段，とくに日常の買い物などができるかどうかも大切である．地域で支え合える組織や施設があるかどうかなどを評価しておく．近年地域ぐるみで行うバリアフリーの町づくりが，さかんになってきている．

4．合併症（廃用症候群）の評価

1）廃用症候群とは（図1-12）

　　　　長期臥床または安静による二次的障害で，臨床的に多彩な症状を呈する．これらの変化は，臥床後数日で起こり始め進行し，長く続けば非可逆的な変化となる．回復にはその何倍もの長い時間を要する．臥床患者には程度の差はあれ，かならず起こるといってもよい．

　　　　これらはリハビリテーションの阻害因子であり，その把握は，障害の評価に欠かすことはできない．

2）廃用症候群の症候

　　　　臨床的には以下のような症候をチェックする．
　　　　① 骨格筋の萎縮
　　　　不動（ギプス固定など）によりとくに急速に進む．1日5%の喪失と考えられている．
　　　　② 関節拘縮
　　　　関節包，靱帯が弾性を失い，短縮するために起こる．高度になると強直になる．
　　　　③ 骨粗鬆症
　　　　骨吸収が骨形成を上まわるために起こる．骨は弱くなり，骨折を容易に起こすようになる．生理的にも高齢者，女性（閉経後）にみられる．高齢者に大腿骨頸部骨折が多いのはそのためである．
　　　　④ 尿路結石
　　　　骨粗鬆症の進行とともに尿中へのCa排泄が増加し，尿路結石が起こりやすくなる．

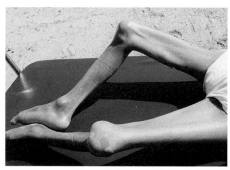

図 1-12　廃用症候群
高度の下肢の萎縮や拘縮

⑤　循環障害

血管運動神経の反応低下，血流のうっ滞により起立性低血圧，静脈血栓症，沈下性肺炎などを起こす．

⑥　褥　瘡

皮膚の持続的圧迫による栄養障害である．びらん，潰瘍となる．

⑦　括約筋障害

失禁，頻尿，便秘などを示す．

⑧　心理的荒廃

意欲の低下，不眠，感情失禁などを示す．高齢者では一過性に認知症症状を示すこともある．

3）サルコペニア（sarcopenia）

近年，骨格筋量の減少と身体機能低下を主徴とする症候群として注目されている．加齢に伴う原発性（一次性）と，活動（運動）・栄養・疾患などに伴う二次性に分類されており，身体機能低下に対して各々の要因へアプローチを行う重要性が検討されている．

5．運動麻痺の評価

1）弛緩性麻痺の評価

弛緩性麻痺は筋緊張が低下するか，まったくみられない状態である．末梢神経障害や筋疾患時にみられる．筋力測定が麻痺の評価として適している．筋力が弱いときは筋疲労も早く，測定には十分の休息をおきながら行う．

2）痙性麻痺の評価

痙性麻痺は中枢神経系麻痺に特徴的な麻痺であり，筋力は麻痺の程度の指標にならない．

たとえば脳卒中後の片麻痺では，初期には弛緩性のことも多いが，しだいに筋緊張の亢進と腱反射の亢進を特徴とする痙性麻痺を示すようになる．回復とともに自発運動が出現するが，その動きは一定の筋群の収縮という形で起こるため，一定の動作パターンでしか起こらず，共同運動とよばれる（屈筋共同運動，伸筋共同運動など）．

さらに回復が進めば，しだいに個々の筋の分離した自由な収縮を伴う動作が可能になる（共同運動からの離脱と分離の開始）．このような回復過程も，完全回復に至らず途中で止まってしまうことが多い．どの段階で止まってしまうかは，脳障害の程度によって

表 1-12 ブルンストロームのステージ(Brunnstrom stage)の概念

stage Ⅰ	随意運動がみられない．筋は弛緩性である
stage Ⅱ	共同運動がわずかに出現した状態．痙縮が出始める
stage Ⅲ	随意的な共同運動として関節の運動が可能．痙性は高度
stage Ⅳ	共同運動パターンが崩れ，分離運動が可能となる．痙縮は弱くなる
stage Ⅴ	分離運動が上手になり，複雑な逆共同運動の組み合わせが可能となる
stage Ⅵ	分離運動が自由に，早く，協調性をもって行える状態．正常に近い運動が可能．痙縮は消失，またはほとんどみられない

注）中枢神経系の麻痺は，回復の程度は単純に筋力で評価できない．筋緊張，動きのなめらかさやスピードなど質的な評価が必要であり，そのためにブルンストローム・ステージが考案された．回復はステージの少ない方からしだいに回復するがかならずしも stage Ⅰ から始まるとはかぎらないし，最後の回復程度も stage Ⅲ や stage Ⅳ など途中で止まってしまうことが多い．

決まってくる．

　このように中枢神経障害による麻痺は，単に筋力の強弱のみでその障害程度を表すことは実用的でなく，麻痺筋が意図したとおりにいかに協調的にスムーズな動きをするかということが回復の目安となる．この過程を示すためにブルンストローム(Brunnstrom)のステージ(stage，段階)が便利であり，よく用いられる(表 1-12)．

6．運動年齢テスト(運動発達テスト)

1）運動発達テストの意義

　小児の運動発達は，脳の発達，異常と密接な関連がある．運動年齢は，正常小児がその年齢に達するとできるようになる動作や行動(mile stone)との比較で行われる．

　さらに正常にはみられない筋緊張の異常，異常反射や姿勢異常(異常運動パターン)出現などから早期に脳性運動発達異常を診断することができる．また知能発達の遅れは異常発達と関連しており，精神遅滞児にも運動発達テストが重要な意味をもつ．

2）運動発達評価法

　運動発達テストとして種々の評価表が考案されているが，おおまかな評価のためには社会性や言語発達も含めた発達検査表が使いやすい．代表的なものとして遠城寺式乳幼児分析発達検査法表(0～4歳)，日本版デンバー発達スクリーニング検査(0～6歳)，日本版ミラー幼児発達スクリーニング検査(2～6歳)などがある(図 1-13)．

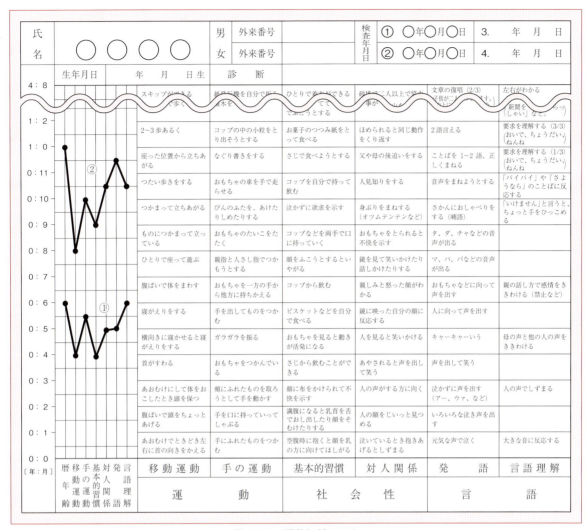

図 1-13 運動年齢テスト
発達テスト(0歳脳性麻痺児)
(遠城寺式・乳幼児分析的発達検査表(九大小児科改訂版). 慶応義塾大学出版会, 1978より一部改変)

7. 失行失認テスト(高次脳機能評価)

1) 高次脳機能とは

高次脳機能は脳の統合的機能で,その障害は代表的には失語症と,失行症,失認症である.記憶障害なども広い意味で認知障害とする場合もある.これらはしばしば社会復帰の阻害因子となる.脳機能の全体的低下である知能障害(認知症)と混同してはならない.

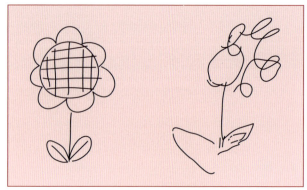

図 1-14 絵の模写テスト
(左)もとの絵,(右)模写した絵
全体の位置関係の狂いがあり,構成失行を疑わせる.
左側の葉は未完成で,左半側空間無視の傾向がある

2）失行と失認

　失行は麻痺がないのに目的とする動作がうまくできない状態である.

　失行と失認に対する標準的な検査法はいくつか開発されている.スクリーニングとしてよく行われる検査には次のようなものがある.

　① 検者の母指と示指で輪をつくり模倣させる（観念運動性失行）.タバコをくわえ,マッチで火をつけるなどの一連の動作をさせる（観念失行）

　② 着衣がうまくできるかどうかをみる（着衣失行）

　③ 時計の文字盤を画かせる（構成失行）

　④ 絵の模写,左側の欠落の有無をみる（左半側空間失認）（図 1-14）

　⑤ 日本地図に都市名を入れてもらう（地誌的障害）

8．心理的評価

　リハビリテーションにおける心理的,社会的背景の評価は,効果的なリハビリテーションを行うために欠かすことはできない.心理テストを実際に行い結果を出すにはトレーニングが必要である（臨床心理士などが行う）.一般に誰でもが行えるのは改訂長谷川式簡易知能評価スケール（図 1-15）であり,認知症のスクリーニングにぜひ試みてほしい.

1）心理テスト

　心理テストは,その評価の一手段であるが,大きく分けると性格検査と知能検査がある.

C．障害の評価　**47**

改訂長谷川式簡易知能評価スケール(HDS-R)

(検査日:　　年　　月　　日)　　　　　　　　　　　　(検査者:　　　　　)

氏名:		生年月日:　　年　　月　　日	年齢:　　歳
性別:　男／女	教育年数(年数で記入):　　年	検査場所	
DIAG:		(備考)	

	質　問　内　容		配　点
1	お年はいくつですか?(2年までの誤差は正解)		0　1
2	今日は何年の何月何日ですか?　何曜日ですか? (年, 月, 日, 曜日が正解でそれぞれ1点ずつ)	年 月 日 曜日	0　1 0　1 0　1 0　1
3	私達が今いるところはどこですか?(自発的に出れば2点, 5秒おいて, 家ですか?　病院ですか?　施設ですか?　の中から正しい選択をすれ ば1点)		0　1　2
4	これからいう3つの言葉をいってみてください. 後でまた聞きますのでよく覚えておいて下さい. (以下の系列のいずれか一つを選択し, 採用した系列に○印をつけておく) 　1:a) 桜　b) 猫　c) 電車　　2:a) 梅　b) 犬　c) 自動車		0　1 0　1 0　1
5	100から7を順番に引いて下さい(100-7は?, それからまた7 を引くと?　と質問する. 最初の答えが不正解の場合, 打ち切る)	(93) (86)	0　1 0　1
6	私がこれからいう数字を逆からいって下さい(6-8-2, 3-5- 2-9)(3桁逆唱に失敗したら打ち切り)	2-8-6 9-2-5-3	0　1 0　1
7	先ほど覚えてもらった言葉をもう一度いってみて下さい. (自発的に回答があれば各2点, もし回答がない場合, 以下のヒントを与え 正解であれば1点)　　　a) 植物　b) 動物　c) 乗り物		a:0 1 2 b:0 1 2 c:0 1 2
8	これから5つの品物をみせます. それを隠しますので 何があったかいって下さい. (時計, 鍵, タバコ, ペン, 硬貨など必ず相互に無関係なもの)		0　1　2 3　4　5
9	知っている野菜の名前をできるだけ多くいって下さい. (答えた野菜の名前を右欄に記入する) (途中で詰まり, 約10秒間待ってもでない場合はそこで 打ち切る)　　　　　　　*0~5までは0点 　6=1点, 7=2点, 8=3点, 9=4点, 10=5点		0　1　2 3　4　5
		合計得点:	

図 1-15　高齢者の知能検査(認知症スクリーニング)

(1) 性格検査(パーソナリティーテスト)

a. 質問紙法

① Y-G(矢田部-ギルフォード)性格検査法

性格特性を情緒, 人間関係, 行動面, 判断面などから分析できる.

② MMPI(ミネソタ多面的人格検査)

国際的に広く利用されている. 550項目からなる質問の答(はい・いいえ・どちら
でもない)から心理的問題(心気症, 抑うつなど)を分析する.

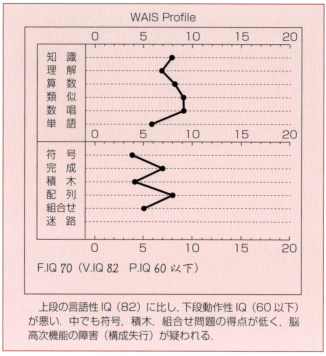

WAIS（知能テスト）結果
(17歳男，脳外傷後，IQ70)
図 1-16 知能検査

b．投影法
① ロールシャッハ法

　投影法の代表的なもので，インクのシミのような図形からの想像内容を用いて行う心理分析．スイスの精神科医ロールシャッハにより考案された．

② 文章完成法テスト（SCT）

　文章の書き出し「子供の頃，私は」などを示し，文章を完成してもらい分析する．個人の心理的全体像を把握するのによいと考えられている．

c．作業検査法
① クレペリンテスト（内田-クレペリンテスト）

　時間内に横に並んだ隣り合わせの数字を加算する作業を行い，その作業特性から心理分析を行う．

(2) 知能検査(図1-16)

① コース立方体テスト

　立方形の図柄の入った積木を組み合わせ，見本と同じ図を完成させる方法．言語を使わない知能検査．

② 田中-ビネー知能検査

就学時検査のために作られ，世界中に普及した知能テスト．年齢ごとに問題が配当され，知能指数が算出される．

③　WAIS-Ⅲ（ウェクスラー成人知能検査）

広く普及している知能検査法．言語性IQ，動作性IQを別々に算出する．また下位検査の項目（単語問題など）を分析し，有用な情報が得られる場合がある．

④　WISC-Ⅳ（小児用ウェクスラー知能検査）

WAISの小児版．言語性検査は聴覚処理，動作性検査は視覚処理の判定に用いられる．子供の発達段階を知ることができる．

2）認知症のスクリーニング

老人の認知症スクリーニングテストとして改訂長谷川式簡易知能評価スケール（図1-15）がある．簡単な質問紙法で短時間に行うことができる．

その他，MMSE（mini-mental state examination）がよく用いられている．

3）障害と心理

障害者が社会に適応するには種々の心理的問題がある．

（1）障害の受容

多くの患者は，障害発生により失意のどん底に陥り抑うつ的となる．自己の価値は著しく低下し，自尊心は完全にうちのめされる（この価値観の喪失感は「体験としての障害」と呼ばれることもあり，障害受容の過程に悪影響を及ぼす）．

しかし身体的損失があっても，精神が健全であれば人間としての価値は少しも損なわれないという考えに至れば，障害受容の第一歩である．

続いて，障害について考えることを避けることから，共存を考えるようになる．適応への努力である．ついには障害のある自己と環境，未来との関係をうまく位置づけ，自己の尊厳も守れるようになる．

障害の受容は，障害に対するあきらめでなく，適応への努力，すなわち克服することである．

（2）不 適 応

障害者に対する社会の蔑視，過保護は，情緒不安や劣等感を生む．適応努力に失敗すると問題行動，反社会的行動に移る．医療者は問題行動の本質をしっかり見きわめる資質が要求される．

（3）動機づけ

動機は個人に行動を起こさせる原動力である．障害に対するこだわりが強かったり，要求水準が高いと動機づけは困難となる．

成功は次の動機づけとなる．しかし，たび重なる失敗を克服しての成功は，患者自身から湧き出た内発的動機によると考えられる．これは称賛により得られた動機よりはるかに強く，リハビリテーションの実施はこの内発的動機の発動が大切である．見かけ上の成功や失敗にまどわされず，真の動機の発掘が治療者に与えられる課題である．

9．摂食嚥下障害の評価

摂食嚥下は栄養を補給するのみならず，食べたいものを味わい食事を楽しむという意味で，人の尊厳に関わる問題でもある．摂食嚥下は医学的には咀嚼と嚥下が誤嚥（食物が気管から肺に入り肺炎を起こす）することなく行われることであるが，摂食の姿勢や介助の方法，食材の工夫など医師，歯科医師，看護師，言語聴覚士，栄養士などのチームアプローチが必要である．

嚥下の評価は水飲みテスト，造影剤によるレントゲン透視とビデオ撮影（video-fluoroscopic examination of swallowing），気管支鏡検査などが行われる．

D. 医学的リハビリテーション

1. 理学療法(physical therapy；PT)

1) 理学療法とは

　　理学療法とは，身体に障害のある人に対して，移動能力などの基本的動作能力の改善を図るため，運動療法および温熱，水治療，電気刺激などの物理療法を駆使して機能回復や疼痛軽減などを目的とした治療である．実際の療法に際しては，専門的な評価と生体的反応・合併症への対応が必要である．

2) 運動療法の意義

　　運動療法の対象には，関節可動域制限，筋力低下，運動麻痺，筋緊張異常，運動失調，歩行障害などの運動障害と，糖尿病，肥満，心疾患，呼吸器疾患などの内部障害がある．運動療法は想像以上にさまざまな効果がある．

① 関節可動域，筋力，協調性の改善

② 肺活量の増大

③ 最大酸素摂取量の増加

④ 心拍出量の増加と心拍数の低下

⑤ 運動時の血圧上昇が低く抑えられる

⑥ 糖代謝の改善

⑦ 脂質代謝の改善

　　また運動療法は，的確な治療技術と適切な運動負荷が，リスク管理を踏まえて重要である．

3) 基本的な運動療法

(1) 関節可動域訓練

　　関節可動域の維持・増大を目的とする．一般に関節は動かさないでいると関節の可動域が低下してくる．3週間以上関節を動かさないでいると顕著となるが，8週間以上の固定は，関節に不可逆的変化を起こす．

　　関節可動域訓練は，痛みの範囲内での持続ストレッチが原則である．無理な伸張は疼

痛を起こし，微細損傷を引き起こす場合もあり，かえって可動域の悪化を招く．

方法としては関節徒手運動（自動・自動介助・他動），振り子運動，滑車訓練などの方法がある．

（2）筋力増強の理論と訓練法

筋力の維持・増強を目的とする．筋力増強の理論は，回数は少なくても筋に強い負荷をかけることである（high resistance low repetition）．負荷は最大筋力の 2/3 以上とするが，この場合，疲労までの回数は連続 10 回程度の負荷である．

訓練法として次のようなものがある．

① **等張性運動**：筋収縮の強さ（張力）が原則として一定であることから等張性と呼ばれている．滑車と重錘，バーベルなどを利用する．体操や歩行などのダイナミックな運動も等張性運動が主であると考えてよい．有酸素的持久力を増大させる訓練方法である．

② **等尺性運動**：関節運動を伴わない筋収縮（6 秒間が有効といわれている）であり，筋の長さが一定であることからこのように呼ばれている．筋収縮のみで関節は動かさないので，骨関節手術後の早期の訓練などに向いている．筋力増強効果も大きい．しかし血圧上昇など循環系の負担が大きいのが欠点である．

③ **求心性収縮と遠心性収縮**：求心性収縮は，筋の長さが短縮しながら，加えられた抵抗に打ち勝って収縮するものである．それに対して遠心性収縮は，加えられた抵抗が収縮力より大きく，筋が引き延ばされながら収縮するものをいう（上腕二頭筋において，肘を曲げて鉄アレイを持ち上げる時は求心性収縮であり，肘を伸ばしてゆっくり下ろす時は遠心性収縮である）．

（3）筋力に応じた運動のさせ方

① **他動運動**（passive exercise）

他動的に関節を動かす．筋力テストで 2（p30, 表 1-8）に達しない場合や，意識障害のある場合に関節拘縮予防のために行う．

② **自動介助運動**（active assistive exercise）

介助しながら随意的収縮を行わせる．筋力テストで 2 のとき，筋力増強の目的で行う．

③ **自動運動**（active exercise）

介助なしで行う．筋力は 3 以上必要である．

④ **抵抗運動**（resistive exercise）

筋力 4 以上のものについて抵抗負荷しながら行う運動で，筋力，持久力，協調性の増大などの目的で行われる．

⑤ **漸増抵抗運動**（progressive resistive exercise；PRE）

筋力増強の目的でしだいに負荷を増加させる方法であり，よく用いられる．

有名な方法にデローム・ワトキンス（Delorme and Watkins）法がある．

D. 医学的リハビリテーション **53**

10RM の 50%で 10 回

10RM の 75%で 10 回

10RM の 100%で 10 回

（10RM は関節の全可動域を 10 回反復可能な最大抵抗で, 最大筋力の約 2/3 に相当）

（4）筋持久力の増大

筋の持久力増大の原理は, 低負荷で数多く繰り返すことである. 最大筋力の 1/3 程度の抵抗で 50〜60 回繰り返す（high repetition low resistance）.

（5）筋弛緩訓練（リラクセーション）

筋緊張を低下させる訓練である. とくに痙性麻痺では, 筋緊張の亢進が障害の重要な要素であり, 大切な訓練である.

方法としては, 持続ストレッチやタッピング, 拮抗筋の強化, また温熱や寒冷を併用することもある.

（6）協調性訓練

主として運動失調（バランス障害）を対象として, 原則としてゆっくりとした確実な運動, 単純な運動から複雑な運動へ進み, 筋固有感覚の再教育を行う. 視覚との協調も大切である〔例：フレンケル（Frenkel）体操〕.

4）特殊な技術を要する運動療法

（1）神経筋促通法

神経筋再教育法とかファシリテーション（促通）テクニックとも呼ばれる. 神経生理学的な理論に基づき開発された技術である. いくつか例をあげる.

① PNF（proprioceptive neuromuscular facilitation：固有受容器神経筋促通法）

筋の固有受容器への刺激により中枢神経系を促通し, 筋の最大収縮を引き出す.

② ボバース（Bobath）法

姿勢や動作の基本となる反射パターンに異常がみられるときは, それを抑制して正常反射パターンを回復させる.

③ ブルンストローム（Brunnstrom）法

回復プロセスにある緊張性頸反射などの共同運動, 連合運動により運動を高めて, 徐々に分離運動へと導く.

④ ルード（Rood）法

筋麻痺における皮膚の感覚受容器を手（stroking）や氷（icing）などで刺激し促通する.

（2）関節モビリゼーション

関節の痛みが関節の機能異常により起こるという理論をもとに行う徒手的手技である. 関節の凹凸の理論, 離開法およびすべり法などのテクニックがある. 関節痛や拘縮の治

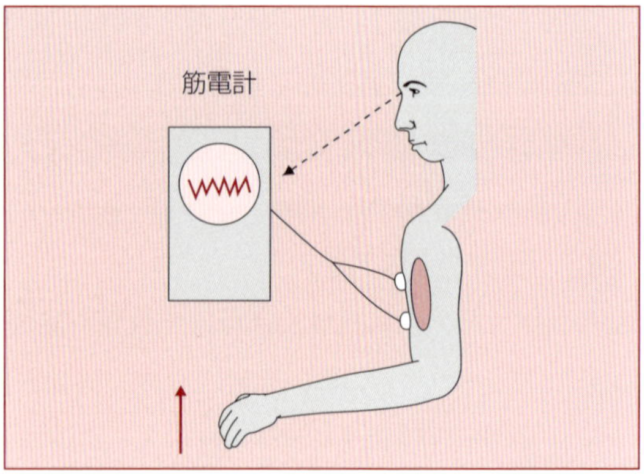

図 1-17 筋電バイオフィードバックの原理
上腕二頭筋の収縮を目で確かめているところ．筋収縮の誘発やリラクセーションのトレーニングを行うことができる．また音でフィードバックを受けることも可能．

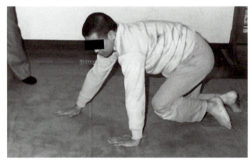

図 1-18 脳卒中による左上下肢不全麻痺
基本動作訓練：マット訓練（四つ這い動作）

療に用いられる．

（3）バイオフィードバック法（図1-17）

視覚や聴覚で反応を表示し，それによって反応を促通あるいはコントロールする．代表的なものに筋の反応を制御する筋電図バイオフィードバック訓練法がある．麻痺筋の回復訓練，筋力増強，リラクセーションに用いられる．

その他皮膚の電気抵抗を使って自律神経コントロールなどにも応用されている．

5）応用的な運動療法

（1）基本動作訓練（ADL訓練含む）（図1-18）

理学療法ではADL訓練の一部として，おもに寝返り，起き上がり，立ち上がり，立位バランス，移乗・移動（車椅子・歩行器・四つ這いやいざりを含む）などの基本動作を行う．また，マット上で体位変換（寝返り動作），座位バランス，四つ這い移動，膝立ち移

動などにより筋力強化とバランス感覚の訓練を行う.

（2） 全身調整運動 (general conditioning exercise；GCE)

長期安静臥床のみでも体力は低下する. こういうときに全身調整運動の適応がある.
歩行, 肩の可動域(ROM), 腹筋, 胸郭拡張訓練を行う. 訓練用自転車を加えてもよい.

（3） 歩行訓練

歩行訓練の準備段階として, (1)のマット訓練で基礎的な運動を行っておくことが重要である. 起立性低血圧がある場合には, 斜面台による起立訓練を行っておく. 血圧・脈拍・自覚症状などをチェックしながら 30°で 5 分から開始し, 80°で 30 分できれば終了である.

a. 平行棒内訓練

立位バランスの獲得, 筋力と耐久力の増大が得られる. バランス訓練は, 最初片手を離し, ついで両手を平行棒から離して平衡をとる. 介助者が前後左右に軽く押して立ち直りも学ばせる.

b. 松葉杖歩行

① 下肢を交互に振り出す歩行(下肢筋力低下など)

まず松葉杖での立位バランス訓練を行ったのち, 歩行訓練に入る.

・4 点歩行：右杖—左下肢—左杖—右下肢のように運ぶ. スピードは遅いが安定性がある.

・2 点歩行：4 点歩行の安定性が増したら行う. 右杖と左下肢—左杖と右下肢をそれぞれ同時に出す.

② 1 側下肢の免荷歩行

・3 点歩行：骨折などで 1 側の下肢に体重負荷ができない場合. 両杖—健側下肢と運ぶ.

③ 対麻痺の歩行

・ひきずり歩行：下肢を振り出すことができない場合, 両杖—両下肢と運ぶ. 下肢は床から離れない. 安定はよい.

・小振り歩行：両杖—両下肢と運ぶ. 振り出し時に下肢は床を離れ, 杖の線まで振り出す. 対麻痺者の歩行.

・大振り歩行：小振り歩行が上達したら, 下肢を杖より前方に振り出して行う. スピードは速いが, 体力とバランスを要する.

c. Ｔ字杖歩行

・片麻痺の歩行：3 動作歩行から開始する. 慣れれば 2 動作歩行へ進む(図 1-19). 健側肢が常に患側肢の後方をついてくる場合を「後ろ型」, 先に出た健側肢に患側肢が横についてくる場合を「揃い型」, 健側肢と患側肢が交互に出るものを「相反型」と

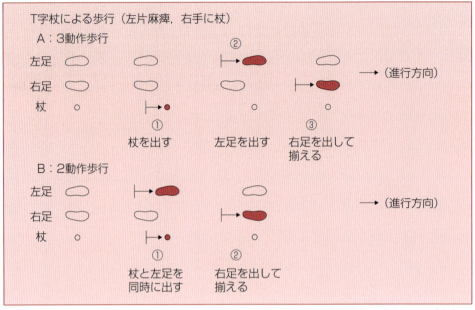

注）3動作歩行から開始するのがよい．安定性のよい場合は2動作歩行を修得すれば歩行速度は速くなる．

図 1-19　T字杖歩行

呼ぶ．最初は安定性のよい「後ろ型」から始め，習熟してくると速度の速い「揃い型」→「相反型」へとすすめる．

注）3点歩行と3動作歩行
・3点歩行は歩行時に3点で支持していることを意味する（2点歩行は杖と足が同時に動くので2点で支持していると考えられる）．
・3動作歩行は3回の動作のくり返しで歩行することを意味する．
歩行には歴史的に多くの表現があり，リハビリテーションの分野でもこれらの言葉はよく用いられる．

d．応用歩行訓練

階段昇降，坂道，悪路歩行，方向転換などの応用歩行，車椅子からの立ち上がりの訓練を行う．またドアを開ける，財布を出すなどの各種複合動作訓練や転倒に対する訓練を行う．バスや電車の乗車訓練を必要に応じて行う．

e．治療体操

これまでに述べた運動方法を組み合わせた特定の治療効果をもった訓練法で，よく知られているものをあげる．

① 腰痛体操（ウィリアムス体操：Williams exercise）（p139, 図2-44参照）
腰痛の予防と治療．

② フレンケル（Frenkel）体操

D. 医学的リハビリテーション　**57**

失調症の改善を目的として行う.

③ **側彎体操**

腰椎前彎の矯正, 胸郭の拡張, 脊柱の可撓性の増大.

④ **コッドマン(Codman)体操**(p136, 図2-40参照)

五十肩など肩の拘縮予防と改善を行う.

⑤ **バージャー体操**

下肢血行障害(バージャー病)の血行改善を目的として行う.

⑥ **ベーラー体操**

脊椎圧迫骨折の固定による背筋筋力低下を予防し, 脊柱アライメントを保つ目的で行う.

6) 運動療法機器

理学療法に用いる機器を分類するのはむずかしい. たとえば車椅子は介助機器であるが, それを押して歩行訓練することは多い. この場合は訓練機器である. また自ら車椅子で外出するときは移動機器であり, ADL機器である. したがってこれらを福祉用具と呼ぶことも多い.

ここでは, 運動療法によく用いられる機器について述べる.

① 重錘：重錘バンド, 鉄アレイなど

② 滑車：関節可動域や筋力増強に使用する.

③ 平行棒：握りがパイプ状のものとフラットなものがある.

④ 歩行補助具：歩行器, 4点杖, ロフストランド杖*, T字杖などがある(p68, 図1-26参照).

⑤ マットおよび訓練台：基本動作訓練など用途は広い.

⑥ 斜面台：起立性低血圧予防などに用いる.

⑦ 階段：必要なときに組み立てることのできるものもある.

⑧ トレッドミル：速度と傾斜を調整できるものがほとんどである.

⑨ 鏡：姿勢矯正などに用いる.

⑩ その他：心電図モニター, 肺活量計など

7) 物理療法

物理療法とは物理的なエネルギーを生体に与えて, 疾患の治療や予防を行う医学的方法である. 古くから親しまれた治療法であるが, 現在ではその効果について科学的な解

---

*：ロフストランド杖は前腕部分にカフがあり, 握りを離しても杖が保持されるのでドアノブを回したり, 財布からお金を取り出すなどの動作に便利である.

表 1-13　温熱療法

温熱の種類
表在熱
ホットパック，パラフィン浴(伝導)
ワールプール(過流浴)，ハバードタンク(対流)
赤外線(輻射または放射)
深部熱(ジアテルミー，diathermy)
超短波(short wave)
極超短波(micro wave)
超音波(ultra sound)
温熱の禁忌
急性炎症
循環障害
知覚鈍麻
悪性腫瘍
出血傾向
浮腫
乳児，意識障害を伴う患者
非代償性心不全
体内金属とペースメーカー(ただし極超短波と超短波のみ禁忌)
脳実質，性腺，子宮，胎児，若年性骨組織など

明も進んでいる.

(1) 温熱療法(表1-13, 図1-20)

温熱の作用として，局所的には，鎮痛，鎮静，末梢血管拡張，血流増加と浮腫，代謝亢進，筋スパスムの軽減，膠原線維の伸張などがみられる. 全身的には，心拍出量の増加，末梢血管拡張，鎮痛，鎮静作用がある. 新陳代謝は増加する(1℃につき13%).

温熱の種類には表在熱と深部熱がある. また，水や蒸気を用いるものを湿熱，赤外線や高周波によるものを乾熱という.

温熱には蓄熱等による熱傷や多くの禁忌があるので治療上とくに注意したい.

(2) 光線療法

赤外線のほかに，直線偏光近赤外線や低出力レーザー光線があり，鎮痛，痙性抑制，神経節ブロックに用いられる.

(3) 電気刺激

電気刺激は，ペースメーカーなどでは禁忌となる.

低周波電流の作用は，神経または筋を直接刺激することにより，麻痺筋の筋萎縮の予防を行う. 治療的電気刺激(therapeutic electrical stimulation；TES)は，強度の筋収縮を誘発する. また，経皮的末梢神経電気刺激(transcutaneous electrical nerve stimulation；TENS)は，筋収縮を起こさず感覚神経を刺激して疼痛治療に使用される. さらに

D. 医学的リハビリテーション　*59*

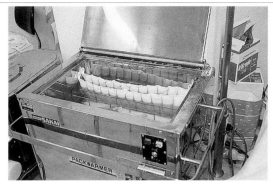

ホットパック加温器

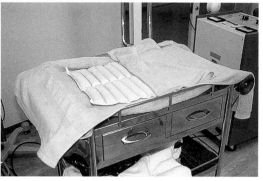

ホットパック
タオルで包んで使用する

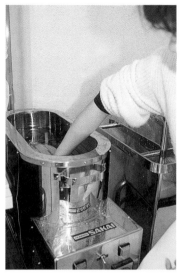

パラフィン浴

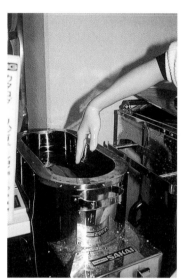

手のパラフィン皮膜
数回繰り返すことにより厚い皮膜をつくる．手が十分温まった
あと除去し，手の運動療法に移る

極超短波を両肩に照射しているところ
衣服の上からでも照射可能である

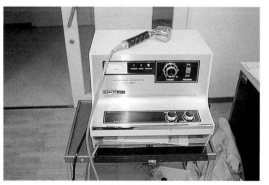

超音波発生装置
装置の上に置いてある導子を直接皮膚に密着
させて照射する

図 1-20　温熱療法

機能的電気刺激(functional electrical stimulation；FES)は運動麻痺に対する運動再建を行う.

（4） 寒冷療法

寒冷刺激により血管の収縮，血流の低下が持続すると代謝産物が貯留する．このうちヒスタミン様物質が血管を拡張し，反応性の充血が起こり，結果として局所筋皮膚の血流の増加が起こる．除痛や痙縮の軽減作用があるが，施行後の運動療法の必要性と気分不快(頭頸部近辺)などに注意する．方法としては，アイスパック，アイスマッサージ，液体窒素による冷気などがある．

（5） 水 治 療

温熱，寒冷，浮力，水圧，抵抗，マッサージなどが利用できる．方法としては，プールやハバードタンク*(運動浴)，バイブラバス(気泡浴)，渦流浴*，圧注法，交代浴，サウナ浴などがある．

運動浴では下肢の負荷(浮力)や水流抵抗による筋力向上が認められる一方，右心系負荷の増加に注意する．

（6） 機械力学的治療

牽引には持続的なものと一定の時間間隔でリピートする間欠的なものがある．マッサージ(massage)は外傷等の癒着軽減や局所循環改善に用いられる．

8） 肺理学療法(第2章I呼吸器疾患のリハビリテーションを参照)

2. 作業療法(occupational therapy；OT)

1） 作業療法とは

作業療法とは，身体や精神に障害のある人に対して，種々の手段(作業)を用い，機能的，心理的な改善による応用動作能力の向上と，社会的適応能力の回復により，生きがいのある生活ができることを目的として行う治療である．したがって患者が最大の能力を発揮し，その目的を理解し，自ら行えるように動機づけと援助を行うことである．身体障害に対するものと精神障害に対するものとがある．

2） 作業療法の種類

（1） 機能的作業療法(図1-21)

患者にさまざまな作業活動を通じ，筋力，関節可動域，協調性，耐久力を増すなど，

---

*：ハバードタンクと渦流浴は，前者は全身，後者は上・下肢の部分浴である．水流や水圧を応用した温浴治療を行う．

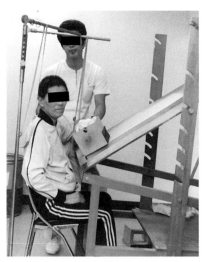

図 1-21 作業療法(木工作業)
本立て作製過程で板にサンドペーパーをかけているところ.
麻痺上肢の筋力強化と促通,体幹バランスの向上を図り,作業プランの作成過程も評価できる.
作製による満足感や療養の動機づけを図るなど心理的効果の向上も可能である.

理学療法で述べた基本的な運動療法(p51)を行うと同時に,機能回復と応用動作の獲得・改善を図ることを目的とする.

上肢・手の障害に上肢装具(スプリント,副子)を作製・装着や,上肢切断者の義手訓練を行う.治療は上肢のみでなく,全身の体力低下,下肢や体幹の耐久力と立位バランスの獲得のためさまざまな作業を通じて持久力の改善を図る.また高次脳機能障害に対しても機能的作業療法(高次脳機能障害自体を改善)が施行される(なお,高次脳機能障害に対しては,環境や介助者をセットアップする方法もある).

(2) 日常生活活動訓練(ADL訓練)

食事,更衣,移動,入浴などの日常生活活動の訓練から,生活環境調整(家屋改造),家事動作技術の指導,片手動作訓練,車椅子訓練などを行う.

また自助具の必要な場合に,助言や自助具作製などを行う(図 1-22).

(3) (心理)支持的作業療法

長期にわたる入院患者や,障害により意欲や精神活動が低下した患者に対し,動機づけを行うなどの援助をする.具体的には,そのような心理的状況を作業により転換させるとともに,身体的にも適切な状態へと導く.また障害を受け入れ,環境へ適応するなど,いわゆる障害受容のための援助を目的として,教育活動,レクリエーション活動,

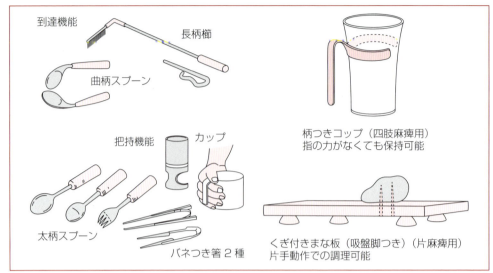

図 1-22 自助具の例
(中村隆一, 佐直信彦編:入門リハビリテーション概論. 第7版増補, p217, 医歯薬出版, 2013)

社会復帰のための精神的な適応訓練などを行う.

(4) 職業前評価・訓練

障害者の身体的・精神的能力, 職業への興味, 仕事の習慣, 技能, 職業適応力, 仕事に対する耐久性, スピードなどの基本的な評価と訓練, および本人の職業ゴールに対する助言と資料提供などを通じ, 本人の職業復帰への援助を行う.

本格的な職業評価・訓練(vocational training)導入への助言を行う.

(5) 精神医学的作業療法

作業活動を通じて興味や関心を引き起こし, 自発性・創造性を向上させるとともに疎通性(ラポール)の改善を図る. そして, 精神科領域における障害者のよい点と悪い点を見出し, よい点を最上に保たせるように働きかけたり, 悪い点に働きかけて症状を取り去ったり, 隠された精神活動を引き出して, 障害者が社会に適応または復帰できるように援助する.

近年増加しつつある認知症に対し, 作業活動を通じたアプローチを行い, 症状の改善と社会適応を図る.

3) 治療に用いる代表的作業種目とその特徴

① 手芸(刺しゅう, 編み物など), 銅版細工, 木工, 金工, 陶芸, 革細工など

手指巧緻性や目と手の協調性の増加, 上肢と手の筋力強化, 持久力増大, また体幹の安定性と座位耐久力増加が期待できる. 刃物を使う作業は注意が必要である.

なじみある種目は, 作品を通じた達成感も大きい.

② 足踏み機器の使用（足踏み鋸など）

下肢筋の筋力と持久力増強訓練にもなる．左右下肢の交互動作による歩行改善，下肢巧緻性向上が期待できる．

③ 園芸

園芸は自然との接触，生き物を大事にするという心理面への影響，グループ効果による対人関係への効果が期待できる．全身的な耐久力改善も図れる．

その他種々の作業があり，その特徴を生かして作業療法を行う．

4）作業療法のすすめ方

作業療法を行うためには，まず患者の機能的状態や心理的状態を評価しておく必要がある．また病前の趣味や生活信条も大切である．そのうえで，機能的な改善，動機づけの改善などを最大限に引き出し，かつ興味をもってもらう作業種目を選ぶ必要がある．

作業活動の目的を十分理解してもらう必要がある場合もあるであろうし，むずかしい説明より，まず何か手がけてみたいという患者もいるであろう．

この最初の部分は「作業療法の導入」とよばれるが，治療者との人間関係の構築も必要である．場合によっては目的のわかりやすい歩行訓練や筋力中心の訓練などから開始し，徐々に作業の面白さへと導いていく場合もあるであろうし，逆に関心を抱く作業種目からスタートしていくケースも存在する．

いずれにしても，作業療法の導入は症例ごとに千差万別であり，治療者の手腕が問われるところである．

3．言語聴覚療法(speech therapy；ST)

1）言語聴覚療法とは

言語聴覚療法とは，脳血管障害，頭部外傷などによって生じる失語症や構音障害などに対するコミュニケーションアプローチ，咽喉頭術後などによる発声機能喪失に対する食道発声訓練，また小児における言語発達遅滞への評価訓練，さらに最近では認知機能評価アプローチや摂食嚥下リハビリテーションに重要な役割を果たすものである．

2）失 語 症

失語症は，脳の障害により起こる，“聴く，読む，話す，書く”などの障害である．長期間にわたる改善があり，根気強い訓練が必要である．

（1） 失語症の分類

障害される要素により次のように分類される．

① ブローカ(Broca)失語

言語表出面での障害である．すなわち自分の考えていることを言語でうまく表現できない．発話は非流暢的である．復唱も障害される．運動性失語ともいう．

② ウェルニッケ(Wernicke)失語

言語理解面の障害で了解が悪い．発話は流暢であるが錯語，遠回しの発語，繰り返し（保続）などにより，内容が意味をなさないことがある〔ジャーゴン(jargon)失語〕．復唱も障害されている．感覚性失語ともいう．

③ 全 失 語

言語機能の広範囲の障害で，発話，了解ともに障害されている．予後は悪い．

④ 健忘失語

語想起が悪く，もの(物・者)の名前がなかなか出てこない．迂回表現が多い．失語症としては軽度で予後も良好であることが多い．

⑤ 伝導失語

復唱能力のみ，きわめて障害されている．

（2） 失語症の評価

失語症テストには，症状と目的に応じて多くの検査法がある．例として標準失語症検査(standard language test for aphasia；SLTA)の結果を示す．これは"聴く，読む，話す，書く，計算，復唱，音読，書取，仮名"についてスコアを出し，そのプロフィールが示される．スクリーニングと訓練効果の判定ができるようになっている(図1-23)．

（3） 失語症治療

訓練の原則にシュエル(Schuell)の法則があり，刺激—反応—強化のプロセスを促通して，正常な言語能力を獲得させる．また，実践的なADL上のコミュニケーション能力（言語・非言語）の改善も図っていく．

3） 構音障害

構音障害は脳障害，神経筋疾患，口腔外科疾患などにより舌，口唇など構音器官の障害により，音がゆがんで置換される呂律が回らない言語障害であり，発声が容易なほうへと導かれるため，聞き取りにくい状態となる．発話は明瞭でないが，聞くことや理解には問題はない．失語症と混同してはならない．

構音障害のアプローチは，障害となっている発声，発語器官の運動機能の回復を図ることが重要である．

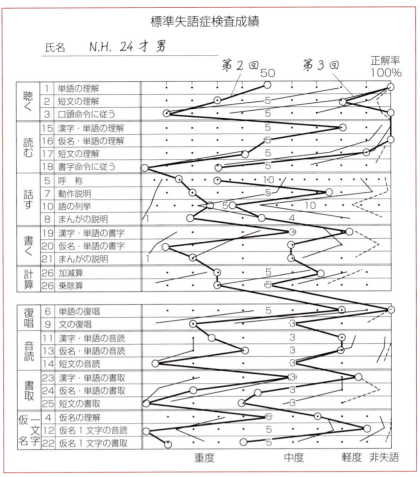

図 1-23　ブローカ(Broca)失語のプロフィール(脳血管障害)

4) 言語発達の障害(小児期の言語発達の遅れ)

　　言語発達の遅れは,おもに聴覚の障害または脳の障害の結果として起こる.また乳幼児期の聴覚障害は言語発達を遅らせる.言語発達評価は運動発達や精神発達とともに行い,総合的に評価を行う.

　小児の場合,とくに早期発見と早期治療開始が必要である.

5) 摂食嚥下障害

　　摂食嚥下障害は,脳卒中や神経筋疾患,パーキンソン病などによくみられ,リハビリテーションと関連の深い障害である.窒息や誤嚥性肺炎は阻害因子となる重篤な合併症である.

　しかし,何よりも食事がきちんと自分の口から摂取できるようになることは栄養状態と個人の尊厳の問題であり,社会復帰の重要な課題であることを考慮すべきである.

66 第1章 リハビリテーション総説

表 1-14 摂食嚥下能力のグレード

I 重症 (経口不可)	1	嚥下困難または不能. 嚥下訓練適応なし
	2	基礎的嚥下訓練のみの適応あり
	3	条件が整えば誤嚥は減り, 摂食訓練が可能
II 中等症 (経口と補助栄養)	4	楽しみとしての摂食は可能
	5	一部(1〜2食)経口摂取
	6	3食経口摂取＋補助栄養
III 軽症 (経口のみ)	7	嚥下食で, 3食とも経口摂取
	8	特別に嚥下しにくい食品を除き, 3食経口摂取
	9	常食の経口摂取可能, 臨床的観察と指導を要する
IV 正常	10	正常の摂食・嚥下能力

食事介助が必要な場合はAをつける(例：7Aなど)
条件：体位(　　　　　　　　　　　　　　　　　　　　　　　　)
　　食物形態(　　　　　)　　　　一口に含む量(　　　　　)
　　食事時間(　　　　　)

グレードIは重症意識障害, 全身状態不良例がほとんどを占める

(藤島一郎：脳卒中の摂食・嚥下障害. 第2版, p85, 医歯薬出版, 1998)

摂食嚥下のリハビリテーションは医師, 歯科医師, 看護師, 言語聴覚士, 管理栄養士, 作業療法士, 理学療法士, その他大勢のスタッフによるチームで行うのがよい.

（1）摂食嚥下のメカニズム

摂食嚥下は, 目で見て食欲がそそられ, 口腔に運び, 咀嚼し, 飲み込む, と続く一連の動作である. 正常な嚥下運動は, 一般的には5期に分けられており, ①先行期(食物を口に入れるまでの認知期), ②準備期(食物を口腔に取り込み, 咀嚼し, 食塊を形成する), ③口腔期(食塊が口腔から咽頭へ送り込まれる), ④咽頭期(咽頭に食塊が入ることにより, 反射的に喉頭が挙上して咽頭蓋が翻転し喉頭口が閉じ, 食塊が食道へと移動していく), ⑤食道期(食塊が蠕動運動により胃へと送られる). 咽頭期と食道期は反射性(不随意)に起こるが, 咽頭期は気道を閉鎖して食物が食道へ送られるという複雑な反射である.

（2）口腔ケア

口腔には多数の細菌が常在しており, 口腔衛生の管理は誤嚥性肺炎を予防するための第一歩である.

（3）食材の工夫

食材により嚥下しやすいもの, 嚥下しにくいもの, 誤嚥しやすいものがある. 一般にはとろみのある半固形物(ゼリーなど)が嚥下しやすい. 固形物は嚥下しにくく, 水分は誤嚥しやすい.

（4）摂食嚥下能力のグレードと対応

栄養摂取の方法と食事の形態により10段階に分類される(表1-14).

また, 意識レベル, 栄養状態(血中総蛋白, アルブミンなど)や気管支肺炎(体温, 末梢

血白血球，CRP，胸部X線など）の評価も重要である．

（5）訓練の実際

摂食嚥下訓練には間接と直接があり，前者は食物を使わない口腔可動域や口腔機能促通，嚥下の誘発と調整技術であり，一方後者は実際の食物を使用した摂食状態の観察と訓練である．前者では誤嚥のリスクは低いが，意欲向上と技術修得が難しく，後者は動機付けに優れるが，誤嚥のリスクが存在する．

4．補装具療法（装具・杖・自助具・車椅子・義肢）

1）装　具（図1-24, 25）

装具は，局所の安静，固定，変形予防，機能補助（安定性，補強代用）などの目的に用いる．装具の材料は，金属，皮などが使用されるが，最近ではプラスチックがその特性を生かして多く利用されている．

2）杖（cane, crutch）*（図1-26）

杖の長さは，握りが大転子の高さとする．肘は30°屈曲となる．

松葉杖の長さは，臥位で腋窩前縁から足底までの長さに5 cmを加える．確実なのは，

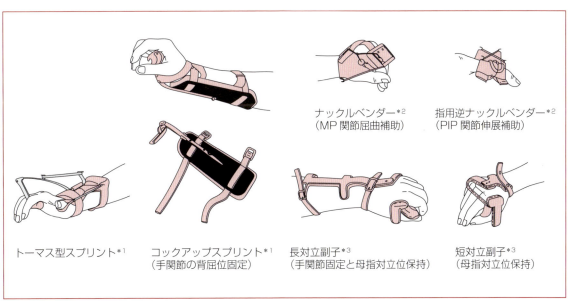

図1-24　上肢装具（スプリント）
*1：橈骨神経麻痺，リウマチ様関節炎など　*2：尺骨神経麻痺など　*3：正中神経麻痺など

*：一般にT字杖はcane，松葉杖はcrutchと表現される．

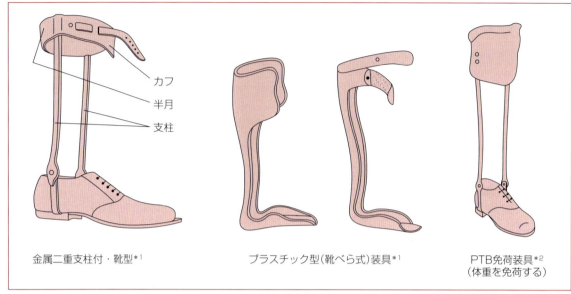

図 1-25 短下肢装具
*1：脳卒中片麻痺，末梢神経麻痺など　*2：骨折手術後など

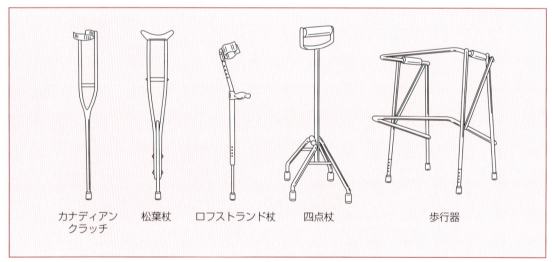

図 1-26 歩行補助具の例
（入門リハビリテーション概論．第 7 版増補，p216, 2013）

実際に松葉杖立位をとらせて決めるとよい．杖を足の外縁から外，前 15 cm の部位について，腋窩には 2 横指の隙間があるのがよい．握りの高さは，大転子の高さ（肘屈曲 30°となる）がよい．ゴム製の先端（ラバーチップ）は大きめのものがよい．

3）自 助 具（図1-22）

日常生活活動（ADL）の補助に用いる．代表的なものとして片麻痺患者のボタンエイ

D．医学的リハビリテーション **69**

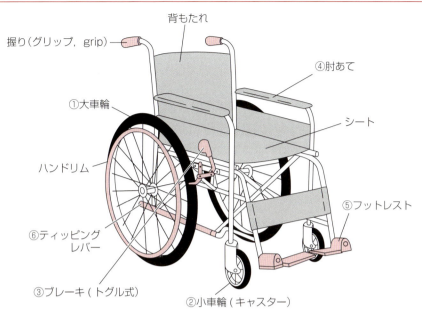

①大車輪
20〜24インチで，タイヤはソリッドタイプが抵抗も少なく，室内では駆動しやすい．空気入りタイヤは乗り心地がよく外出向きである
②小車輪（キャスター）
5〜8インチが一般的である．大きいほうが悪路走破性に富むが，小さいほうが小回りがきく
③ブレーキ
ブレーキは安全性の面から，確実に作動することが第一である．とくにトランスファーのときには車輪に相当の力がかかる

レバー式ブレーキはブレーキの強さが調節でき確実であるが操作に力がいる．レバーに延長装置をつけると力の弱い場合や，麻痺があって反体側の手で操作しなければならないような場合に操作可能となる

トグル式はてこの原理で一方に引くのみでブレーキがかかるので，手のわるい人（頸損者）にも向く．欠点は古くなるとブレーキがあまくなりやすいことである
④肘あて（アームレスト）
取りはずし可能なものが移乗動作時に便利である．デスクタイプは前方が低くなっており，机に向かう者には必要である
⑤フットレスト
足置きのことで，固定式と取りはずし可能なものがある．さらに外側へ回転し折りたためるタイプ（スイング型）は移乗動作時に便利である
⑥ティッピングレバー
車椅子後方に突出したレバーで，介助者が踏んで段差越えなど小車輪（キャスター）を上げたいときに用いる．長くすると転倒防止レバーとなる

図 1-27 車椅子各部の名称

ド，爪切り，リウマチ患者のリーチャー，長柄のくし，四肢麻痺患者のスプーンホルダー，柄つきコップなどがある．

4）車 椅 子(図1-27)

（1）車椅子の種類

① スタンダードタイプ：大車輪が後にあり，駆動しやすい．

② トラベラータイプ：大車輪が前にあり，前後径が短く，小回りがきく．

③ スポーツタイプ：軽量であるが，肘あて，ブレーキがない．

④ リクライニングタイプ：高位脊髄損傷患者で起立性低血圧発作のある場合に用いる．

（2）車椅子のチェック

最低限，次の項目はチェックする．

① 大車輪を回してみて，ぐらつきなくスムーズにまわる．ゆっくり押してみて，手を離してもまっすぐ走る．また実際に乗ってみて，手を離してもまっすぐ走る．

② キャスターを上げると重力のほうにスムーズに回転する．

③ ブレーキの効きは強力で，車椅子に手をかけて勢いよく立ち上がっても動かない．

④ 4輪がきちんと床に着いており，座っても歪んだりきしんだりしない．

⑤ 肘あて，フットレスト，背もたれなどのがたつきがない．

⑥ スムーズな折りたたみ操作ができる．

⑦ その他の仕上りを確認する．

5）義 肢

四肢における先天性欠損や切断(外傷性・疾病性)に対して，形態および機能を代用するものである．構造により，殻(外骨格)と骨格(内骨格)がある．パーツのなかでは，ソケットが断端を収納して身体と接触する点で重要であり，おもに吸着式(引き布とともに断端をソケット内に挿入して，ソケット下部の穴よりその引き布を引き抜いて陰圧で懸垂する)と，ライナー式(シリコン製内ソケットを装着して，その先のピンで義肢骨格に差し込む)がある(図1-28).

義肢はソケット，パイプあるいは殻による支持部，継手，足部で構成され，下肢の懸垂，体重支持，立脚期安定性，遊脚期の円滑なコントロールを図る．義肢は支給体系により仮義肢(切断後リハビリテーションに使用．治療用ソケットに支持部を付けたもので外殻はない)と本義肢(仮義肢訓練終了後，長期使用目的で作製)がある．

また，義手は能動の場合，ソケット，支持部，継手，手先具の構成部分に力源(ハーネスとコントロールケーブルによる非切断側の肩部の動きを使用した力の伝達など)を用

D．医学的リハビリテーション　71

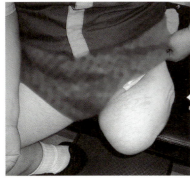
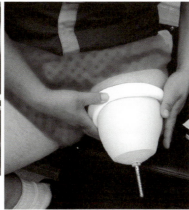
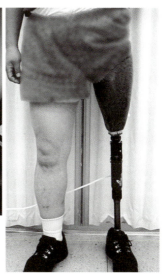

　　大腿切断，短断端　　　　　　ロールオンによりライナーを装着　　　　　　装着終了

図 1-28　ライナーを使用したソケット
(米本恭三監修，石神重信ほか編：最新リハビリテーション医学．第2版，p288，2014)

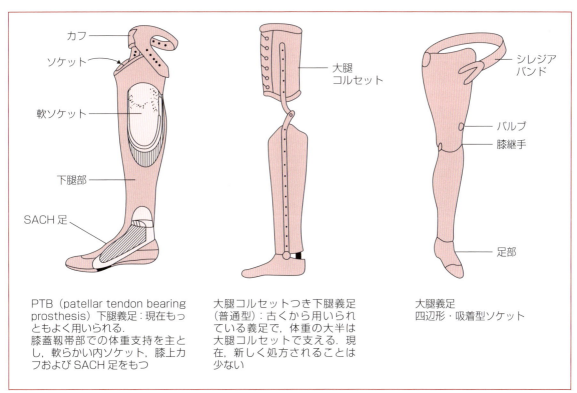

PTB (patellar tendon bearing prosthesis) 下腿義足：現在もっともよく用いられる．膝蓋靱帯部での体重支持を主とし，軟らかい内ソケット，膝上カフおよび SACH 足をもつ

大腿コルセットつき下腿義足 (普通型)：古くから用いられている義足で，体重の大半は大腿コルセットで支える．現在，新しく処方されることは少ない

大腿義足
四辺形・吸着型ソケット

図 1-29　義　足

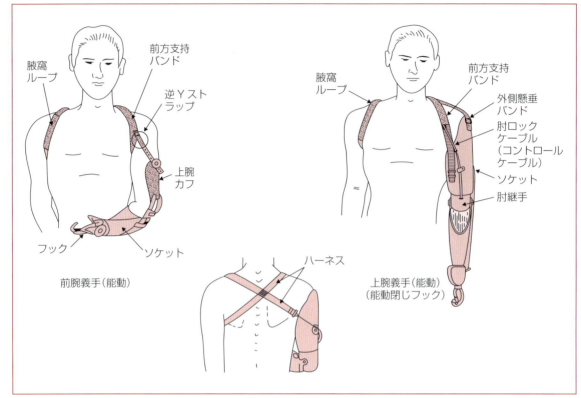

図 1-30 能動義手

いて，継手や手先部を動かすものである（その他に作業用，装飾用がある）．

（1）下腿義足

膝蓋腱部で体重の大部分を負荷するPTB下腿義足（図1-29）がもっとも一般的である．足部は固定式のSACH足で十分機能的であるが，近年スポーツ用に弾力のある板バネなどを使用した足部（エネルギー蓄積足部）も開発されている．

（2）大腿義足

膝継手を有す．体重を坐骨で支持する四辺形ソケット（図1-29）が一般的である．最近では，坐骨も含めて断端全体を深く覆う坐骨収納型ソケットも側方安定性の不良な例に用いられる．

（3）義　手（図1-30）

上腕義手，前腕義手それぞれ用途により次のような種類がある．

① 能動義手

フックや手の形をした手先具によるもので把持などの機能をもつ．

② 装飾用義手

機能は持たないが，見かけをよく作ってある．

D. 医学的リハビリテーション　73

表 1-15　リハビリテーション看護

看護上のポイント
　ベッドサイドナーシングでは次の点を考慮しながら行うとよい

　訓練を行ってもよいか？…………リスク管理，安静度
　褥瘡の予防……………………………体位変換
　関節拘縮の予防…………………関節可動域訓練
　排尿・排便のコントロール………早期カテーテルの除去，ポータブルトイレの使用
　　　　　　　　　　　　　　　　　排泄の自立
　呼吸障害のケア…………………体位変換，深呼吸，腹式呼吸の指導
　栄養・体力の維持………………早期経口摂取，全身調整運動，ラジオ体操
　障害受容への理解………………障害の理解と対話
　病棟訓練…………………………関節可動域，移乗動作，歩行，全身調整運動
　病棟での自立と規則正しい生活…セルフケア，ADL 指導

③　作業用義手

農作業用とか重作業用など特殊な目的に作られたもの.

④　電動義手・筋電義手

電動で把持機能(電動ハンド)などをもたせたもの. 筋電義手は断端からの筋電をスイッチにして操作させる.

5．リハビリテーション看護

1）リハビリテーション看護の意義

　リハビリテーションで患者ともっとも接する看護ケアの役割は大きい. とくに急性期のベッドサイドのナーシングケアは大切である(表 1-15). 原疾患治療のための看護に加えて，合併症の予防，障害の残る疾患であればスムーズなリハビリテーションへ移行できるよう援助が必要である. また，実際の生活の場である病棟や在宅での日常生活活動(ADL)を評価して，リハビリテーション訓練で獲得した動作を実践していく重要な役割をもつ. 転倒などのリスク管理も不可欠である.

2）リハビリテーション看護の方法
（1）病態とその自然経過，予想しうる障害の把握の必要性

　看護ケアのためには，その疾患の経過，予測しうる障害の把握が必要である. またセルフケアが可能となるか，社会復帰が可能となるかについてもおおよその見当をつけたうえでリハビリテーション看護計画を立てなければならない. また心理面でも，不安を

つのらせたり安易な妥協をしないために，疾患とその障害についての確かな知識と方向づけへの信念が必要となる．

（2）廃用症候群の予防

ベッドサイドナーシングでは，合併症の予防に重点をおかなければならない．リハビリテーションにおける合併症とは，長期の安静や寝たきりの状態で起こってくるもので，廃用症候群とよばれている（第1章C. 4「合併症の評価」の項参照）．

これらは退院を遅らせ，社会復帰を阻害し，生命までも奪うことがある．

具体的には早期からベッド上での寝返り，座位，関節可動域訓練，早期離床と早期歩行である．話しかけたり音楽を聞かせるなども大切であり，心理的にも孤立しないようにすることも大切である．病状によりできることから始める．主治医や関連職スタッフとの密接な連携のもとに行われなければならない．

（3）日常生活活動(ADL)指導

① ベッド上でのセルフケア

整容，更衣，食事，薬を飲むなどの動作である．体幹が安定し，手が自由に使えるようになると可能となる動作が多い．

② 排泄の自立

排泄の自立は，精神的にも「人手をわずらわしたくない」という障害者の自立願望を満たすし，家庭復帰後は，家族の介護負担を大幅に軽減する．

ベッド上での排便は循環器系を主体とした身体への負担の面からも，早期からできるだけポータブルトイレを使用するのがよい．

③ トランスファー(移乗動作)訓練

ベッド，車椅子，トイレ(便器)間の乗り移りは，病棟内で役に立つ動作であり，自立を早める．まずベッド上での寝返り，移動(体ずらし)，座位を行う．在宅であれば畳上で行える．座位が安定していることが大切である．

④ 歩行訓練

車椅子に乗れるようになると介助しながら立ち上がりと起立訓練を行ってよい．ベッド柵を用いると行いやすい．膝折れ転倒に気をつける．

⑤ 片手動作訓練，利き手交換，自助具や装具の使用

片麻痺の場合，早期ADL自立を促すために必要である．利き手交換は心理的に抵抗感のある場合がある．リハビリテーション部門(作業療法など)と連携して行う．

3）社会復帰への援助（ソーシャルワーカーによるソーシャルワーキングを含む）

（1）心理・家族・社会問題の早期発見

リハビリテーションは障害者の自立と社会復帰を目標とするのであるから，患者の心理，障害受容の状況，家族の状況や職業，生活歴や趣味，および経済状態などの社会的背景に至る多くの情報は，社会復帰を阻害する問題の早期発見に役立つ．

しかしプライバシーの問題もあるので，差し支えない範囲で調べ，守秘義務を果たさなければならない．

（2）患者・家族教育など

患者と家族の全員が障害を理解し，その対処法をよく知っておくため，退院前に本人・家族を含めよく話し合いをしておく必要がある．退院後どのような療養になるか，改善することとしないこと，そのために必要な日常の訓練など，また家族の援助はどの程度必要かなど的確に伝えて，退院後の患者と家族の生活全体のプランなどが話の中心となる．

また，必要に応じて地域の社会資源の利用をアドバイスしなければならない．

6．ソーシャルワーク

1）ソーシャルワークとは

ソーシャルワーク(social work；SW)は，歴史的に，大都市の人口増加に伴う貧困，犯罪や非行などの社会問題に対して行われていたボランタリー的な慈善事業を，調査とそれに基づく科学的な判断に基礎をおいて行おうとすることから始まり発展してきた．その対象は個人，家族，住民，また司法，教育，医療，企業などの分野へ拡大していった．広い意味での社会福祉援助といえる．

現在，その社会ニーズの発見と対人援助技術の対象により次のように分けられる．

① 個別援助技術(ソーシャルケースワーク)：個人と家族およびその取り巻く環境における問題を解決・援助する．

② 集団援助技術(ソーシャルグループワーク)：集団場面や集団関係を対象として援助を行う．

③ 地域援助技術(コミュニティワーク)：地域の抱える問題を援助し，住民が暮らしやすい地域社会の発展を援助する．

2）面接技術

ソーシャルワークの対人援助技術は面接と集団関係の活用という技法を用いる.

面接は相談にきた人(クライエント:client)が主体的な取り組みができるように,専門的知識をもって援助するものでなければならない.

インテーク面接(intake interview)は初回面接から目標設定と援助計画までを含んでよいが,面接にはいくつかの原則がある.

① 個別性:相談内容や援助の方法は一人一人みな違うものであること.

② 受容と共感:問題を共有しサポートすることであり,クライエントとの同一化ではない.

③ 非審判的態度:面接者の価値観や社会通念から一方的に評価しない.

④ 自己決定:クライエントが主体的に選択し決定する.

⑤ 秘密保持:当然のことである.注意すべきは夫婦や親子の間でも独立した個人として対応し,許可なくして安易に伝えてはならない場合も多い.

3）ケアマネジメント

ケアマネジメント(care management)はソーシャルワークの技法を生かし,医療と福祉の面から地域の生活の構築を援助する.その内容は,障害者が療養や機能訓練を受け,その能力を最大限に生かし,ふたたび社会の一員になるためのもので,主要な問題として社会資源の活用と調整,心理的支持,医療保険や年金などの経済面に及び,家族や介助者との調整も必要度が高い.広い知識と面接技術,および調整能力が必要である.

4）社会復帰への援助アプローチ(p75 参照)

7. リハビリテーション工学

障害者が社会に適応するためには,さまざまな機器が開発され,障害者の自立に貢献している.リハビリテーション工学はこれからも障害者自立と社会参加のために,まだまだ大きく進歩すると考えられ,今後の発展を期待したい.その内容は次のようなものを含んでいる.

① 運動解析(歩行分析など)

② 義肢装具(材料,デザイン,制御など)

③ 移動手段(車椅子,身障者用自動車など)

④ 住居システム,都市システム

⑤　訓練機器，介護ロボット

⑥　人工臓器（人工関節，人工感覚器など）

これらはほんの一部であり，広い範囲で工学との連係が行われている．

第2章＊各疾患のリハビリテーション

- A．脳卒中のリハビリテーション　80
  - 1．脳卒中とは
  - 2．評　価
  - 3．急性期のリハビリテーション
  - 4．回復期（急性期後）のリハビリテーション
  - 5．言語治療
  - 6．リスク管理
  - 7．ホームプログラムとアフタケア
  - 8．脳卒中リハビリテーションのゴール
- B．脊髄損傷（四肢麻痺, 対麻痺）のリハビリテーション　98
  - 1．脊髄損傷とは
  - 2．脊髄損傷による機能障害
  - 3．急性期のリハビリテーション
  - 4．回復期のリハビリテーション
  - 5．社会復帰期のリハビリテーション
  - 6．ケアとリスク管理
- C．切断のリハビリテーション　111
  - 1．切断の原因と分類
  - 2．合　併　症
  - 3．リハビリテーション
  - 4．各切断の特徴
  - 5．アフタケア
- D．小児のリハビリテーション　124
  - 1．小児のリハビリテーションの特徴
  - 2．脳性麻痺のリハビリテーション
  - 3．その他の小児リハビリテーション
- E．骨関節疾患のリハビリテーション　134
  - 1．いわゆる五十肩
  - 2．頸腕障害
  - 3．腰　痛
  - 4．変形性膝関節症
  - 5．変形性股関節症
  - 6．大腿骨頸部骨折
  - 7．スポーツ傷害
- F．関節リウマチのリハビリテーション　150
- G．末梢神経障害のリハビリテーション　158
- H．パーキンソン病のリハビリテーション　165
- I．呼吸器疾患のリハビリテーション　169
- J．心疾患のリハビリテーション　177

A．脳卒中のリハビリテーション

1．脳卒中とは

　脳卒中は「脳に卒然(突然)に何かが中(あた)る」，つまり「脳が急激に打ちのめされる」という意味であり，脳の血管障害(脳血管障害)により起こる．リハビリテーション対象疾患の約5～6割を占め，多くの場合，片麻痺(hemiplegia)をきたす．かつて，わが国では死亡率の第1位を占める疾患であったが，現在では悪性腫瘍，心疾患，肺炎に次いで第4位であり，死亡率は低下したが，後遺症に悩む人は多い．

　脳卒中後，多くの患者は一般病院でのリハビリテーション治療および家庭療養で治療すればよい成績をあげることができる．しかし患者の1/3～1/4は，障害が重度であったり，社会復帰に時間がかかるケースであり，リハビリテーション専門病院での治療が必要と考えられる．

　一般には脳卒中は片麻痺を起こすが，意識障害をはじめ脳損傷部位による独特の症状もあり，多種の障害を起こす疾患である点を強調したい．

（1）脳卒中(脳血管障害)の分類(図2-1)

① 脳出血

② くも膜下出血(脳動脈瘤破裂など)

③ 脳梗塞(脳血栓と脳塞栓)

（2）脳卒中による障害(表2-1)

① 意識障害

その存在は機能予後に影響し，リハビリテーションやADL回復を遅らせる原因となる．

② 片麻痺

片側の上下肢の麻痺である．錐体交叉より上では脳病巣側と反対側に出現する．麻痺の程度は，上肢が下肢よりも強い場合が多いが，脳の損傷部位により逆の場合もある．顔面神経麻痺を伴うこともある．

③ 痙縮

急性期は，弛緩性麻痺を示すが，しだいに痙性麻痺に移行する．痙性麻痺の特徴は，反射の亢進，筋緊張の亢進である．そのため筋はしだいに短縮する．

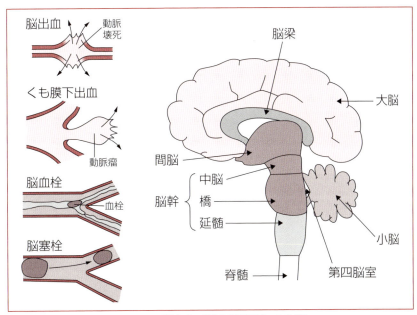

図 2-1 脳卒中（脳血管障害）の分類

表 2-1 脳卒中による障害と合併症

1）障 害	2）合併症
意識障害	関節拘縮
片麻痺	肩の亜脱臼
痙 縮	骨粗鬆症，骨折
失 調	肩手症候群
感覚障害，疼痛	褥 瘡
言語障害	起立性低血圧
失行と失認	深部静脈血栓症
視野および眼球運動の障害	異所性骨化
心理面の障害，知的機能障害	
球麻痺，仮性球麻痺	
排尿障害，排便障害	
ADL 障害	
社会参加	

④ 失 調

典型的には小脳の障害によって起こる．振戦や平衡感覚障害により，バランス機能はみかけ以上に悪い．

⑤ 感覚障害と疼痛

一般に感覚障害は片麻痺側に生じる（感覚鈍麻，しびれ）．しかし関節位置覚などの深部知覚障害だと感覚性失調となり，歩行の予後が悪い．麻痺側上肢の痛みがよくみられる．肩手症候群はその典型である．多くは関節拘縮を伴う．

疼痛は，社会復帰や自立生活の阻害因子となることも多い．とくに視床痛は，視床部の障害により引き起こされる麻痺側の不快感や自発痛であり，中枢性疼痛とよばれる．

⑥ **言語障害**(p45 参照)

失語症は，言語による表現(言語表出)や言語理解の障害である．右片麻痺に多い．

構音障害は舌や口唇などの構音器官の麻痺によるもので，失語症とは異なる．

⑦ **失行と失認**(p45 参照)

失語とともに高次脳機能障害として注目されている．失行は，麻痺がないのにある目的をもった動作が困難となる．たとえば，観念運動失行では模倣が，また観念失行では物品使用ができず，着衣失行では服を着る動作が困難となる．失認は，ある感覚系が正常であるのにその系を通じた物体や概念の認知・把握が困難となる．たとえば左半側視空間失認(左無視：左側を認知できない)や病態失認などがある．

⑧ **視野および眼球運動の障害**

麻痺側の視野が欠損する場合がある(同名半盲)．眼振，複視，下方視などの眼球運動障害は，身体機能障害をいっそう悪くする．

⑨ **心理面の障害，知的機能障害**

情緒不安定，感情失禁，性格変化などがみられるが，障害受容とともに安定してくることが多い．右片麻痺(左脳損傷)は几帳面でまじめ，左片麻痺(右脳損傷)は注意力が悪く，多弁・多幸的傾向がある．見当識，注意，計算，記憶，意欲，遂行などの知的機能障害も生じ，失行や失認と混同してはならない．脳血管性認知症は多発性脳梗塞による場合が多い．

⑩ **球麻痺，仮性球麻痺**

嚥下，構音の障害を起こす．誤嚥による窒息や肺炎の発生に注意する必要がある．球麻痺は脳幹部障害，仮性球麻痺は両側の大脳半球障害時に起こる．

⑪ **排尿障害，排便障害**

脳内にも排尿に関する中枢が存在し，無抑制膀胱となりやすく，麻痺の回復とともに尿失禁，頻尿などが出現する．排尿障害はよくみられる問題であり，リハビリテーションの予後にも関連する．また，排便障害は理論的には排尿反射と類似して便失禁だが，実際は便秘が多い．

⑫ **ADL 障害**

食事，整容，更衣，排泄，入浴，移動，認知とコミュニケーションにおいて①〜⑪を反映した介助の必要性が存在する．

⑬ **社会参加**

家庭環境と介助者，地域コミュニティ，職場復帰等に障害を生じる．

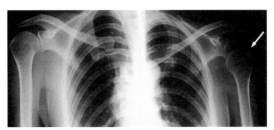

図 2-2 左片麻痺患者における左肩関節の亜脱臼(矢印)
(最新リハビリテーション医学. 第2版, p221, 2014)

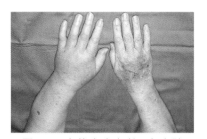

図 2-3 左片麻痺患者の左上肢に発症した肩手症候群
(最新リハビリテーション医学. 第2版, p222, 2014)

(3) よくみられる合併症(表2-1)

① 関節拘縮

麻痺肢の肩，手指，足部に起こりやすい．痙縮など筋緊張の強い場合はなおさらである．上肢は屈曲位，足部は尖足と足指屈曲位になることが多い．弛緩性麻痺では肩の亜脱臼を伴うこともある(図2-2)．

② 骨粗鬆症，骨折

安静臥床や麻痺により，骨はしだいに脆弱となる．骨折は転倒による麻痺肢の股関節の骨折が多い(大腿骨頸部骨折)．

③ 肩手症候群

特に肩の有痛性運動制限と手の腫脹(puffy swelling. 図2-3)は廃用肢につながる．
肩から手の疼痛，筋萎縮，手指の腫脹などを生じる．自律神経の異常反射により発生すると考えられているが，肩痛があるのに無理に関節運動を行ったり，ADL(更衣，入浴等)の介助法を誤ることが誘因となりやすい(誤用)．脳損傷は本症候群の発症の引き金となる．

④ 褥瘡

圧迫による皮膚の壊死は，片麻痺には比較的少ないが，高齢者では注意が必要である．仙骨部に好発するが，臥位・車椅子座位等の体位によって身体に長く接触する場所に留意する．

⑤ 起立性低血圧

脳卒中発症急性期における脳血流自動調節能の破綻により生じる．急性期リハビリテーション時のベッドアップによる座位アプローチでの姿勢変化の影響として重要である．

⑥ 深部静脈血栓症

麻痺域を主体とした血管収縮機能や筋肉ポンプ作用の低下により血流がうっ滞して，特に下肢が突然腫脹して生じることがある．これによる静脈内血栓が移動して肺動脈に

詰まれば，肺塞栓症となり致命的である．

⑦ **異所性骨化**(p102, 図2-18参照)

肩手症候群とともに誤用症候の一つである．

2．評　価

（1）片麻痺の評価

脳卒中は痙性片麻痺を起こす．痙性片麻痺は中枢神経系麻痺に特徴的な麻痺であり，その回復過程には一定の法則がある．図2-4に示すように回復する(図2-5, 6も参照)．

（2）ブルンストローム法による回復段階

運動麻痺の回復過程はブルンストローム(Brunnstrom)法による回復段階(ステージstage)が麻痺の回復状態を示し，治療方針の決定にも有用であり，評価によく用いられている(p44, 表1-12).

3．急性期のリハビリテーション

急性期のリハビリテーションはベッドサイドで行うが，理学療法士，作業療法士，看護師などによって行われる．また，施行の際には医師の処方に基づき，安静度の確認とリスク管理〔意識レベル，バイタルサイン(血圧・脈拍・呼吸・心電図・動脈血酸素飽和度等)〕は必須である．このことは急性期以降のリハビリテーションでもきわめて重要

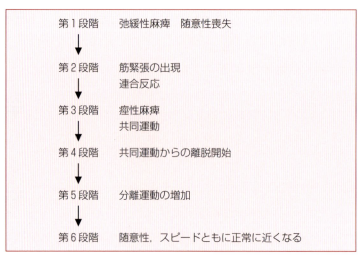

図2-4　麻痺回復の順

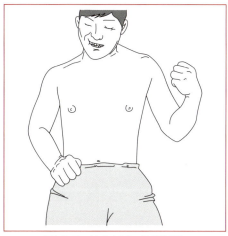

図 2-5 連合反応（対側性）
左片麻痺．右健側手でグーをさせると左麻痺側上肢が無意識のうちに屈曲が起こる．

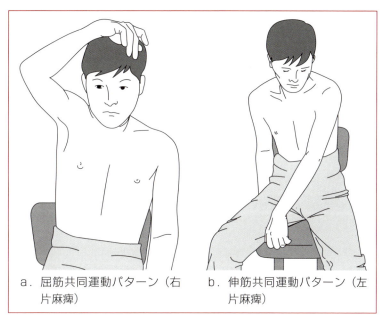

a．屈筋共同運動パターン（右片麻痺）　　b．伸筋共同運動パターン（左片麻痺）

図 2-6 上肢の共同運動

といえる．

1）理学療法

（1）ベッドポジショニング（図2-7，8）

　　良肢位は筋緊張が少なく機能的にも優れた肢位のことである．上肢では手指軽度屈曲位，手関節軽度背屈位とする．下肢では股関節と膝関節の軽度屈曲位とする．

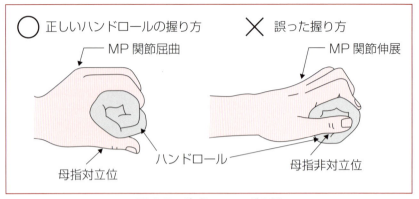

図 2-7 ポジショニングの例

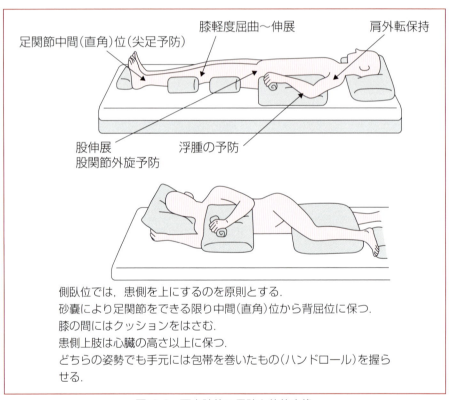

図 2-8 不良肢位の予防と体位変換

　しかし，脳卒中では障害の特徴から，患側の上下肢は必ずしも良肢位がよいとは限らない．つまり，拘縮を生じても残存能力が高い肢位の保持が重要である．特に次の点に気をつける．
　① 手指の軽度屈曲：屈曲が強くなりすぎないように大き目の物を握らせる．
　② 肩関節の外転保持：肩は内転が強くなりがちである．
　③ 股関節の伸展と膝関節の軽度屈曲〜伸展保持：仰臥位で屈曲拘縮を起こしやすい．

状態が許せばときどき腹臥位をとらせる．
　④　足関節の0°保持：尖足を起こしやすい．

（2）体位変換

関節拘縮の予防，褥瘡予防，沈下（誤嚥）性肺炎予防などのために必要である．腸管機能や排尿機能にもよい影響を与える．体位を変換することによる中枢神経系への刺激も重要である．

仰臥位，側臥位，半座位（血圧が安定している場合）などを，状態に応じ2〜3時間ごとに変換する．側臥位の場合，片麻痺では患側を上にするのが原則である（図2-8）．

（3）他動的関節可動域訓練（ROM）

急性期からベッドサイドで行うべきである．1日2回可動域の範囲内で行う．痛みを伴って動かすと異所性骨化や肩手症候群を生じるので，ゆっくり痛みのない範囲内で行う．麻痺側肢の促通や再教育につながる．

脳卒中の場合，関節拘縮が問題になるのは，肩の内転，手指・肘の屈曲，股・膝の屈曲，および尖足であるので重点的に行う．

意識があれば，自動介助運動とし，介助しながら自動運動を行わせる．

ROM訓練にあたっては，上肢は初期の弛緩性麻痺による肩関節亜脱臼と肩甲上腕リズムに（図2-9），また下肢は起立・歩行を想定してのアプローチが大切である（図2-10）．

2）作業療法

急性期の基本的なリハビリテーションを行う点では，理学療法と作業療法のプログラムに違いはないと考えてよい．

しかし安静度が許せば，作業療法の特徴を生かし，ベッド上で食事動作や更衣などの日常生活活動（ADL）ができるだけ自立するよう援助する．またベッドサイドでの作業療法により，四肢体幹の機能の改善やリハビリテーションへの動機づけなど，心理面での支援を行う．

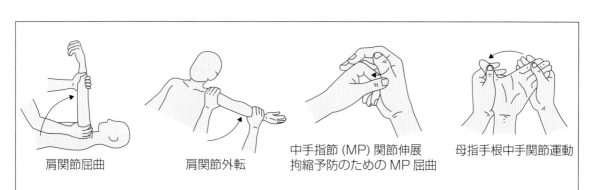

図2-9　上肢ROMアプローチ

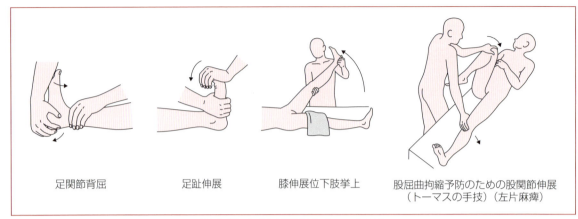

図 2-10 下肢 ROM アプローチの例

3）看護アプローチ

意識が回復すれば，コミュニケーション（理解と表出）や経口摂取施行，さらに安静度に基づきセルフケア（食事・排泄）などの病棟 ADL アプローチを進める．

4）早期座位アプローチ（ベッドサイド訓練から訓練室での訓練へ）

病状が安定したらベッド上で少しずつ寝返り動作訓練や座位の訓練を開始する（図 2-11）．特に早期座位はベッドサイドから訓練室への移行の点でも重要であり，段階的ベッドアップ（図 2-12）より開始する．その際は，座位開始・中止基準（表 2-2）が遵守されなければならない．

ベッド上座位が 30 分程度可能かつ全身状態・バイタルサイン・CT 等諸検査も問題なければ車椅子座位に移行し，さらに 30 分程度乗車可能であれば訓練室での治療を始めることができる．訓練の量は，翌日に疲労をもち越さない程度とする．

4．回復期（急性期後）のリハビリテーション*

リハビリテーション訓練室（急性期総合病院・回復期リハビリテーション病院等）での施行となることが多い．もちろんリスク管理が大切であるが，転倒の危険性が高まることに十分留意する．基本的な急性期からの訓練（ROM，ポジショニング，座位等基本動

---

*：「回復期」という言葉はさまざまな意味に用いられる．近年導入された「回復期リハビリテーション病棟」は，脳血管障害や大腿骨頸部骨折など，定められた対象疾患について，急性期後すみやかかつ集中的に寝たきり予防・在宅復帰を行う法的に定められた病棟をいう．

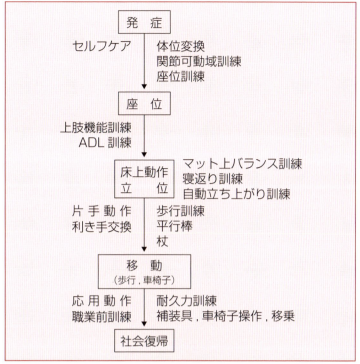

図 2-11 脳卒中片麻痺患者の訓練プログラム
座位から歩行にかけてのプログラムはほぼ同時に進行していく．かならずしも図に示す順に行う必要はない．大切なことは，これらの訓練により全体として身体機能を高めていくことである

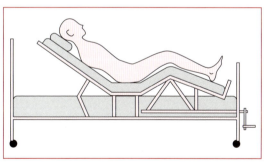

図 2-12 段階的ベッドアップによる座位耐性訓練

作，ADL 等)は継続する．

1) 理学療法

(1) 床上動作訓練 (図 2-11)

訓練室ではまずマット訓練を行う．マット訓練は，寝返り・起き上がりなどのベッド上動作の訓練，座位，膝立ちなどの歩行訓練の準備，四つ這いなどの移動動作，四肢の

第2章　各疾患のリハビリテーション

表 2-2　脳卒中リハビリテーションの座位開始・中止基準

A．座位訓練の開始基準
1．麻痺の進行が停止
2．意識レベルが JCS* で 1 桁
3．全身状態・バイタルサインの安定
B．座位訓練の中止基準
1．血圧低下 30 mmHg 以上（10 以上では 5 分後の回復と自覚症状で判断）
2．脈拍増加が開始前の 30%以上，あるいは 120/分以上
3．起立性低血圧症状

意識レベルと血圧・脈拍には常に注意を払う.

* : Japan Coma Scale（JCS）

Ⅲ．刺激しても覚醒しない状態（3 桁で表現）	
（deep coma, coma, semicoma）	
3．痛み刺激に反応しない	（300）
2．痛み刺激で少し手足を動かしたり，顔をしかめる	（200）
1．痛み刺激に対し，払いのけるような動作をする	（100）
Ⅱ．刺激すると覚醒する状態（刺激を止めると眠り込む，2 桁で表現）	
（stupor, lethargy, hypersomnia, somnolence, drowsiness）	
3．呼びかけを繰り返すとかろうじて開眼する	（30）
2．簡単な命令に応ずる. たとえば離握手	（20）
1．合目的な運動（たとえば，右手を握れ，離せ）をするし言葉も出るが間違いが多い	（10）
Ⅰ．刺激しないでも覚醒している状態（1 桁で表現）	
3．自分の名前，生年月日が言えない	（3）
2．見当識障害がある	（2）
1．意識清明とはいえない	（1）
註　R：不穏（Restlessness）	
Inc：尿便失禁（Incontinence）	
A：無動性無言症（Akinetic mutism, apallic state）	
例：100-Inc；20-RInc；IA（または単に A）	

関節可動域訓練，神経生理学的アプローチに適している.

　訓練の目的は，四肢体幹の同時収縮を促しながら麻痺肢の回復を促進したり，逆に筋緊張が亢進している部位のリラクゼーションを促すことによって諸動作を確立することが大切である.

（2）麻痺肢促通・筋再教育訓練

　神経生理学的アプローチは中枢神経系疾患に対する筋コントロールの促通法であり，代表的なものに PNF 法（固有受容器神経筋促通法）がある. これは固有受容器に種々の刺激を加え，脊髄前角細胞を介して運動を引き出そうとする方法である. 具体的には主動筋・拮抗筋に交互にすばやい抵抗を加え，関節肢位を保持するように促すリズミックスタビリゼーション（rhythmic stabilization）などのテクニックを用いる. 末梢の刺激により「伸張反射」を誘発して合目的運動を脳可塑性を生かして促通する「川平法」など

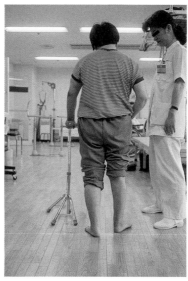

図 2-13 理学療法　脳卒中右片麻痺
4点杖による歩行訓練

その他多くのテクニックがある．

（3）移動・移乗動作訓練(図 2-11)

少し動けるようになると，ベッドと車椅子間の移乗訓練を行う．必ず車椅子のブレーキをかけて行うなど，安全な移乗の手順を指導する．車椅子の自走は健側の手と足を使って行わせる．

車椅子と洋式便器への移乗ができるようになり，トイレに自分で行くことができるようになると，精神的にも安定し，訓練意欲も出てくる．

（4）立ち上がりと歩行の訓練(図 2-11, 2-13)

立ち上がり訓練と歩行訓練は並行して行う．立ち上がりに介助を要しても，立ち上がってしまえば歩ける人は多い．

立ち上がり訓練は車椅子からベッドサイドや平行棒内で行う．

歩行は平行棒内訓練から始める．平行棒は強く握らず，手を上からあてがうようにする．

歩行が安定してくれば，4点杖やT字杖などによる歩行訓練を行う．最初は3動作歩行が安全であるが，慣れてくれば2動作歩行に移る(p56参照)．

（5）実用的移動手段の獲得

実際の生活の場での実用的移動手段(歩行・車椅子・いざり・その他)を転倒・転落などのリスク回避を考慮に入れながら決定し，訓練を実施する．たとえば，実用的歩行の獲得のため，階段，坂道，段差，不整地などの歩行を行う．

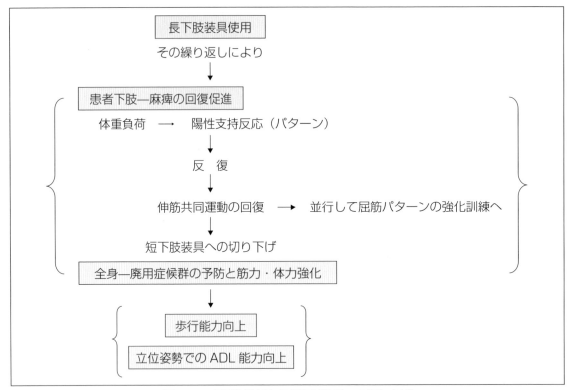

図 2-14　長下肢装具から短下肢装具への切り上げ

（6）装　具（p67 参照）

　脳卒中片麻痺者は片側の障害であり，可及的に歩行を治療ゴールと考えたい．そのため，何らかの装具を必要とすることが多い．

　装具は，麻痺が重いあるいは痙縮の強いものでは二重支柱つき靴型短下肢装具を用い，麻痺が軽いあるいは痙縮が弱い時に用いるプラスチック装具は軽く装着感がよいが，矯正力は中程度である．

　初期は，長下肢装具が訓練上必要なこともあるが実用には向かない．訓練が進むと多くは短下肢装具となる．しかし，立位歩行訓練時の長下肢装具の利用によって，麻痺側下肢の回復促進，廃用予防と体力強化，移動能力の向上などのメリットがある（図2-14）．

2）作業療法（図2-15, 16）

（1）麻痺肢へのアプローチ

　機能的作業療法（サンディング・プーリー・輪掛け・ペグボード等）により麻痺回復を促す．回復の初期は筋緊張を促すようにし，共同運動出現後は，1つひとつの動作の分離（共同運動パターンからの離脱）を図る．近年，健側上肢を使えないようにして患側（麻痺側）上肢を強制的に使用させ麻痺回復を図る方法にCI療法（拘束運動療法：constrain-

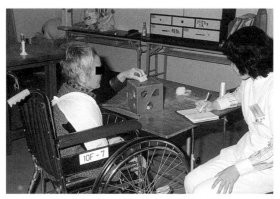

図 2-15 作業療法評価 認知テスト
積み木の形態と大きさの認知

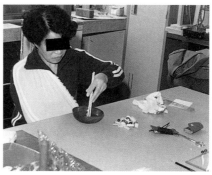

図 2-16 作業療法 脳卒中右片麻痺
利き手交換訓練

induced movement therapy）がある．また，麻痺側肩関節亜脱臼（弛緩性麻痺による）に対して，たとえば三角布やアームスリングの使用が有効であるが，内転・内旋位の長時間固定は拘縮の原因となる．

（2）日常生活活動（ADL）訓練とスプリント装着

麻痺上肢の機能的作業療法，座位，または立位耐久力向上のための作業種目を行わせる．さらに，健側上肢による代償・サポート向上のため，適宜利き手交換を考える．

ADL 自立の援助には，まずベッド上での動作の自立，移乗・移動動作，トイレ動作の自立を目指す．

失行や失認のみられる場合，自然回復もあるが，やはり積極的に治療（高次脳機能障害を改善させるか，環境や介助者をセットアップするか）を試みる．

着衣失行があれば衣服にわかりやすい印をつける，左側失認があればつねに左に注意を向けるような作業を行わせるなどである．

麻痺手へのスプリント（装具）装着は痙縮抑制，手指拘縮予防に用いる．

入院中の患者では，実際の生活の場である病棟内での自立を第一目標とし，ついで家庭内自立へと進める．

ADL 訓練では片手動作訓練や動作分解訓練，利き手交換による代償アプローチもしばしば行われる．

ADL のうち，一般に食事動作が比較的早期に自立可能であり，入浴動作の自立がもっとも困難である．さらに可能であれば生活関連活動（APDL，iADL）や職業前訓練にも応用していく．こうした訓練室での「できる ADL」アプローチは，病棟では看護師により実践される（「している ADL」）．

5．言語治療（p63 参照）

　言語障害に対しては，専門的知識をもった言語聴覚士によって行う．患者に接するリハビリテーション職員は，ゆっくり繰り返し話しかけるなどの言語刺激を与える．単語や簡単な挨拶から始めるとよい．またゆっくり聞くことも必要であり，患者のプライドを傷つけないような配慮が必要である．

　発声に関わる口腔咽頭機能障害は嚥下障害と深い関係があり，言語聴覚士が摂食嚥下チームの一員として医師，看護師，栄養士，リハビリテーションスタッフと連携して積極的に関わる場合が多い．

6．リスク管理

（1）訓練の基準

　脳卒中者の循環系に関するリスク管理は，アンダーソン（Anderson）・土肥の基準（表2-3 参照）が広く用いられている．むろん心不全徴候（むくみ，息切れ，チアノーゼなど）や，狭心痛がある場合は禁忌である．誤用症候（p83，（3）の③参照）にも注意する．また，脳卒中以外も対象となるが，日本リハビリテーション医学会より，リハビリテーション医療における安全管理・推進のためのガイドラインが作成されている（表2-4）．

表 2-3　訓練の禁忌と注意

（1）訓練を行わないほうがよい場合
　安静時脈拍　　120/分以上
　安静時血圧　　収縮期 200 mmHg 以上，または拡張期 120 mmHg 以上
　労作性狭心症または１カ月以内の心筋梗塞
　明らかな心不全や著しい不整脈
　訓練前すでに動悸や息切れのあるもの
（2）途中で訓練を中止する場合
　脈拍　　140/分を超えた場合
　血圧　　収縮期 40 mmHg，または拡張期 20 mmHg 以上の上昇
　1 分間 10 以上の期外収縮や頻脈性不整脈あるいは徐脈
　中等度の呼吸困難，めまい，嘔気，狭心痛の出現
（3）訓練を一時中止し，回復を待って再開する場合
　脈拍　　運動前の 30%，または 120/分を超えた場合（ただし 2 分間の安静で 10% 以下にならなければ中止，または負荷を軽くする）
　1 分間 10 以下の期外収縮の出現
　軽い動悸や息切れ

（アンダーソン・土肥の基準より一部改変）

A．脳卒中のリハビリテーション　**95**

表 2-4　リハビリテーションの中止基準

1．積極的なリハビリテーションを実施しない場合
　①安静時脈拍 40/分以下または 120/分以上
　②安静時収縮期血圧 70 mmHg 以下または 200 mmHg 以上
　③安静時拡張期血圧 120 mmHg 以上
　④労作性狭心症の方
　⑤心房細動のある方で著しい徐脈または頻脈がある場合
　⑥心筋梗塞発症直後で循環動態が不良な場合
　⑦著しい不整脈がある場合
　⑧安静時胸痛がある場合
　⑨リハビリテーション実施前にすでに動悸・息切れ・胸痛のある場合
　⑩座位でめまい，冷や汗，嘔気等がある場合
　⑪安静時体温が 38 度以上
　⑫安静時酸素飽和度（SpO$_2$）90%以下

2．途中でリハビリテーションを中止する場合
　①中等度以上の呼吸困難，めまい，嘔気，狭心痛，頭痛，強い疲労感等が出現した場合
　②脈拍が 140/分を超えた場合
　③運動時収縮期血圧が 40 mmHg 以上，または拡張期血圧が 20 mmHg 以上上昇した場合
　④頻呼吸（30 回/分以上），息切れが出現した場合
　⑤運動により不整脈が増加した場合
　⑥徐脈が出現した場合
　⑦意識状態の悪化

3．いったんリハビリテーションを中止し，回復を待って再開
　①脈拍数が運動前の 30%を超えた場合，ただし，2 分間の安静で 10%以下に戻らないときは以後
　　のリハビリテーションを中止するか，またはきわめて軽労作のものに切り替える
　②脈拍が 120/分を超えた場合
　③1 分間 10 回以上の期外収縮が出現した場合
　④軽い動悸，息切れが出現した場合

4．その他の注意が必要な場合
　①血尿の出現
　②喀痰量が増加している場合
　③体重が増加している場合
　④倦怠感がある場合
　⑤食欲不振時・空腹時
　⑥下肢の浮腫が増加している場合

（日本リハビリテーション医学会編：リハビリテーション医療における安全管理・推進のためのガイド
ライン，p6，医歯薬出版，2006.）

（2）訓練中の事故

　訓練中の事故として，転倒による打撲，骨折がある．骨折は麻痺側に多い．

　平衡反応障害，空間認知障害があると転倒しやすい．

（3）少量頻回訓練

　密度の高い訓練は過用症候（overuse）を起こす．1 日のうち少量の訓練を数回に分け
て行うとよい．

7. ホームプログラムとアフタケア

ホームプログラムの目的は，家庭での再訓練と機能維持，家庭や職場に適応した動作訓練，介助や看護の軽減，自立と生きがいの獲得である．

そのためには家族の状況や家屋の構造により家屋改造が必要であり，場合によっては見取図を書いてもらったりすれば，アドバイスすることもできる．健常者でも運動の重要性が叫ばれているが，脳卒中患者でもまったく同じであり，リハビリテーション施設でせっかく歩いていても，退院後歩かなくなると，機能的，生命的予後が加速度的に悪化することがある．

とくに体幹バランスが悪く，退院時に歩行が困難であった例では，ほかの機能がそれほど悪くなくても寝たきりになることが多い．リスク管理に留意したリハビリテーション病院やデイケアセンターなどで外来訓練(歩行できない場合マット訓練のみでもよい)が望ましい．この場合，心理的効果をねらったグループ訓練もよい．また外来リハビリテーションは，在宅でのADLチェックに基づく機能訓練や補装具の調整，社会参加の促通など有効な点が多い．

8. 脳卒中リハビリテーションのゴール

リハビリテーションのゴールを考えるとき，知っておくべきいくつかの事項について述べる．

（1）いつまで治療するか

一般に発症後6カ月までは集中的な訓練が必要である．特に発症後3カ月(さらにいえば発症後1カ月)は麻痺回復のゴールデンタイムである．しかし6カ月後も耐久力の増加や，ゆるやかではあるが麻痺の回復をみる．心理的社会的な受け入れもよくなり，しだいに改善する．したがって継続的な訓練はその後も必要である．

（2）リハビリテーションの結果

歩行は80～90％のケースが可能となり，ADLは約60％が自立すると推定される．

上肢回復の予後は一般に悪く，実用手まで回復するのは20％程度にすぎない．また，失語症の回復も困難なことが多い．

（3）家庭復帰，職場復帰は可能か？　車の運転は？

阻害因子が少なければ少ないほどチャンスは多い．

職場復帰上深刻に影響するものは，失行と失認である．一見，正常にみえて，思わぬ

ところでうまくできなかったり，見落としによる仕事のミスが起こりうる．

車の運転（公安委員会の許可）は運転装置の一部改造などにより可能なことがある．移動手段が確保され，心理的にも障害者にはよい影響を与える．しかし，痙攣，視野欠損，失認の有無などは十分に検討されなければならない．

98　第2章　各疾患のリハビリテーション

B．脊髄損傷(四肢麻痺，対麻痺)のリハビリテーション

1．脊髄損傷とは

（1）概　念

　脊髄の損傷による障害で，頚髄損傷(頚損：正確には第1胸髄まで)では四肢麻痺(quadriplegia)を生じ，胸髄損傷(第二胸髄以下)と腰髄の損傷では対(つい)麻痺(両側下肢麻痺)(paraplegia)となる．

　かつては死亡率も高く長期間の入院を要する疾患であったが，リハビリテーション医学の発達とともに，対麻痺者では家庭復帰や社会復帰が可能になってきている．

　しかし四肢麻痺者では，社会の受け入れ体制が十分ではなく，社会復帰は容易ではない．

　性別では，男性が女性の約4倍で，年齢では20歳前後と50歳代後半に二峰性のピークをもつ．原因としては，外傷(労災事故，交通外傷，スポーツ損傷，高齢者の転倒などのほかに脊髄腫瘍や血管障害(前脊髄動脈症候群：前索と側索の障害)も含まれる．

（2）麻痺の重症度と機能レベル

　脊髄損傷では麻痺の重症度と機能レベルの2つによりADLの自立度が予測されるため，リハビリテーションスタッフ間の共通言語となっている．麻痺の重症度には2つあり，損傷部位において脊髄長索路の機能が完断されたものが完全損傷，その機能が部分的にでも残存すれば不全損傷と考えられる．これを臨床上の重症度に反映させるため，S4-5領域(肛門周囲と肛門内)の感覚が脱失し，かつ，外肛門括約筋の随意収縮が不可能なものを完全麻痺，これらの機能がわずかでも残存すれば不全麻痺と診断する．

　また，脊髄損傷の機能レベルは運動や感覚が正常に残存しているレベルで表現する．たとえば，第6頚髄損傷レベル(または患者)といえば第1から第6頚髄まで機能残存(患者)を意味する．

　各レベルでADL上重要な支配筋節(key muscle)と感覚節(dermatome)を図2-17に示す．

　機能レベルによって期待できる機能とADLが定まってくる(表2-5)．しかしこれらは条件のよい場合であって，年齢や合併症の有無により達成困難な場合もある．

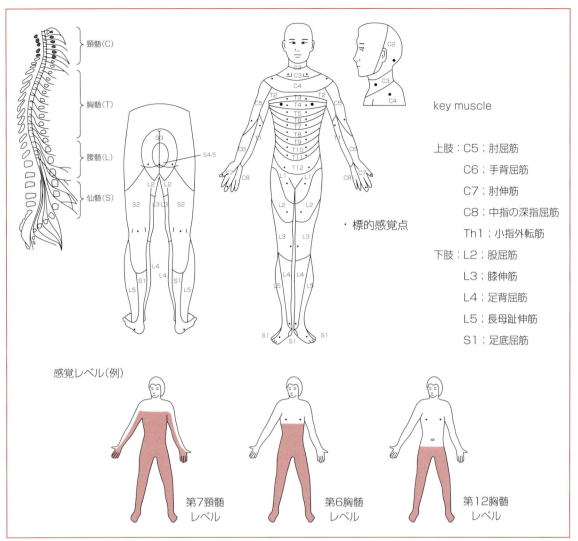

図 2-17 脊髄損傷のレベル

(3) 損 傷 型

脊髄の損傷型には，①横断型（運動・感覚のすべてが障害），②中心型（頸髄中心管周辺の障害で，上肢への神経線維が内側に存在するので下肢に比し上肢の障害が重度），③側部型（ブラウンセカール症候群）（脊髄半側が障害され，それと同側の運動および深部覚障害と反対側の温痛覚も障害），④前側部型（前索と側索障害），⑤馬尾型（弛緩性下肢麻痺と膀胱直腸障害），などがある．

100　第2章　各疾患のリハビリテーション

表 2-5　脊髄損傷（完全麻痺）の運動レベル（損傷高位）と到達 ADL 自立度

運動レベル（損傷高位）	主たる残存筋	獲得される運動	到達 ADL の概略
C3 以上	顔面筋・舌 胸鎖乳突筋 僧帽筋	頸部屈曲・回旋 肩甲骨挙上	・全介助．人工呼吸器が必要 ・マウススティックを使用した環境制御装置による意思伝達
C4	上記に加えて横隔膜	呼吸	・全介助．会話が可能 ・chincontrol 電動車椅子での移動やマウススティックによる環境制御装置の使用 ・頸部筋のコントロール，肩をすくめる動作（僧帽筋）は可能 ・上肢筋力の残存程度により装具使用で食事動作の一部が可能
C5	三角筋 上腕二頭筋	肩関節屈曲・伸展・外転 肘関節屈曲	・最大介助 ・肩の弱い動き（肩甲帯の筋），肘の弱い屈曲（上腕二頭筋）が可能 ・平地での車椅子駆動が可能（ハンドリムにノブ付き．実質は電動車椅子），BFO（balanced forearm orthosis）による上肢動作（食事動作，電動車椅子操作など） ・食事・整容動作が装具使用にて可能
C6	橈側手根伸筋	手関節背屈	・中等度介助～最小介助 ・肩の強い外転・外旋，弱い内転・内旋，肘の強い屈曲，手関節背屈可，ノブ付き車椅子駆動，機能的把持副子（tenodesis splint）によるつまみ動作，肘ロックによる弱いプッシュアップ ・移乗動作（ベッドと車椅子）が可能（条件あり） ・ADL 可能のレベル，更衣・排泄動作（フロアー式トイレ）・自己導尿（男性）が装具・特殊便座にて可能
C7	上腕三頭筋 橈骨手根屈筋 指伸筋	肘関節伸展 手関節掌屈 MP 関節伸展	・最小介助～ほぼ自立 ・肘の伸展によるプッシュアップ（両上肢を使用した体幹下肢の支持動作），体幹の安定，手関節の弱い屈曲 ・プッシュアップにより，応用的移乗動作が可能 ・段差，坂道での車椅子駆動が可能 ・清拭（入浴）・自己導尿（女性）・洋式トイレ排便が可能（一部装具使用）
C8～Th1	指屈筋群 手内筋	指の屈曲 指の巧緻運動	・普通型車椅子レベルでの ADL が自立 ・弱いつまみ・握り動作が可能（C8），上肢は正常・自由な車椅子動作可能（Th1）
Th12	腹筋群 胸椎部背筋群	骨盤挙上	・長下肢装具と松葉杖を使用して歩行動作が可能（実用性に乏しい），現実的には普通型車椅子にて ADL 自立 ・強力な腹筋による車椅子動作，大振り歩行
L3	大腿四頭筋	膝関節伸展（両側）	・短下肢装具と杖使用にて歩行動作が実用的に可能 ・股関節の屈曲と膝の伸展が可能

不全麻痺はその程度によりゴールの差が大きい

2．脊髄損傷による機能障害

　　　　脊髄損傷の障害は神経学的に損傷脊髄節以下の運動・感覚機能とともに自律神経機能

を含めた重複障害と定義される．そのため特有の機能障害と多種の生理的合併症を生じる．

1）機能障害

（1）運動麻痺

損傷部以下の筋の麻痺が起こる．脊髄損傷部位が頸髄では，四肢麻痺(両側上肢麻痺：tetraplegia)および体幹麻痺を，胸髄では対麻痺(両側下肢麻痺：paraplegia)および体幹麻痺を，腰髄では対麻痺を呈する．受傷初期には脊髄ショック期とよばれ，弛緩性麻痺となる．数カ月でしだいに痙性麻痺に移行する．

（2）感覚障害

原則として，損傷高位より下位の表在感覚(触痛覚)・深部感覚(位置覚)が，脊髄の損傷程度によって鈍麻から脱失に至るまで，多様に障害される(いわゆる感覚解離を呈する場合もありうる)．また，正常・異常の境界域を中心として損傷部の領域に，感覚過敏・異常感覚を認めることがある．

（3）反　射

急性期では，損傷レベル以下の脊髄において反射が消失すること(脊髄ショック)が多い．しかし，反射のなかでも球海綿体反射(亀頭もしくは陰核を圧迫して会陰部の反射性収縮の有無をみるもの)は仙髄にその反射中枢をもつが，仙髄より上位の損傷の場合，急性期において反射が消失しないことがある．数日から数週間にて脊髄ショック期を離脱すると，深部腱反射・屈曲反射を中心に回復を認め，痙性麻痺に進行すれば反射は亢進する．

（4）痙縮・ROM 障害

重度の痙縮は運動機能評価や ADL を困難にし，ROM 制限や疼痛の原因となるが，適度なレベルであれば，移動や筋萎縮の予防，動作の支持性で有利な面もある．一方，ROM 障害は関節の廃用による拘縮のみならず，脊髄損傷特有の筋力不均衡により，筋力の強い方向に拘縮を生じる傾向に注意する．

（5）膀胱直腸障害

排尿，排便の障害が起こる．膀胱直腸の脊髄中枢は，第2〜第4仙髄でかなり下方にあるので，脳との神経経路を考えれば脊髄損傷にかならず伴うと考えてよい．一般的には，脊髄本体の損傷では尿意不明の尿失禁は腎へ逆流する．便意不明の便失禁(しかし便秘も多い)，馬尾損傷では排尿困難・便秘となる．

（6）自律神経障害

損傷部以下の発汗障害，血管運動障害を起こす．高位脊髄損傷では，体温調節，血圧調節の障害がでる．結果として(頸髄・上位胸髄損傷では)，起立性低血圧・自律神経過

反射・体温調節障害が生じる(p109〜110 参照).

(7) 呼吸障害

第3頸髄以上の上位頸髄損傷の完全麻痺では肋間筋や腹筋ほか横隔神経も麻痺し,自発呼吸が消失するので人工呼吸を確立できなければ致命的となる.

呼吸筋のうち重要なものは横隔膜と肋間筋である.したがって頸髄や胸髄の損傷ではレベルに応じて呼吸運動の障害が起こる(上位頸髄では吸息が,下位頸髄・胸髄では呼息が障害されやすい).肺換気が不十分となると呼吸不全を起こす.また気管の分泌物の排出が困難であり,肺炎などの合併症も起こしやすくなるので急性期から慢性期に至るまで注意が必要である.

(8) 消化器障害

自律神経障害により消化管の機能低下による通過障害を起こす.

急性期にはストレスによる胃潰瘍は,大出血(吐血・下血)を起こすことがあり要注意である.

(9) 異所性骨化(図2-18)

本来は生じない関節周囲の麻痺筋の骨化で,股関節,膝関節,肘,肩などの大関節に起こりやすい.発生すれば関節可動域訓練は中止となる.初期には腫脹と発赤などの炎症症状があり,進行すると関節強直に進む場合もある.

予防としては,愛護的な関節可動域訓練を行う.麻痺肢の廃用に筋肉内の小出血が誘引となり,骨化を助長するので無理な関節可動域訓練や ADL 介助(誤用)を行ってはな

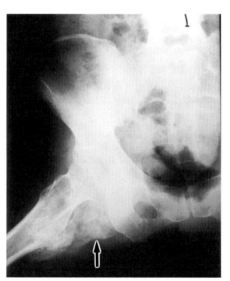

図 2-18 股関節部に発生した異所性骨化
(最新リハビリテーション医学.第2版,p245, 2014)

らない.

（10）性機能障害

男性では勃起・射精障害，性感欠如が起こる．女性では受傷後無月経となる．経時的に回復して妊娠も可能となるが，性感欠如や妊娠中の自律神経過反射による高血圧，分娩時の腹圧不足が生じる.

（11）褥　瘡

脊髄損傷にかならず発生するといっても過言ではない．機能レベルに応じた体位(臥位・座位など)による圧迫部位に注意する.

（12）そ の 他

疼痛，浮腫，深部静脈血栓，骨萎縮，外傷後脊髄空洞症，心理的問題(障害受容と抑うつ)などがある.

3．急性期のリハビリテーション

（1）脊髄の保護

脊椎の脱臼や骨折を伴っている患者は，体位変換時や移動時にさらに脊髄を損傷する可能性があり，できるだけ愛護的に扱わねばならない．しかし安静期に褥瘡などの合併症を起こすと，そのマイナスは想像以上に大きい．したがって，いかに脊髄を保護しながら合併症を予防していくかが大切なポイントとなる.

直達牽引やステロイド投与，また良好な脊椎の固定のもとに，早期にリハビリテーションを行うために脊椎固定手術も早期に必要となることがある．さらに，頭部外傷・長管骨骨折・内臓損傷にも留意する.

（2）ベッドサイド訓練と合併症の予防

急性期より，ベッドサイドアプローチと合併症の予防が大切である.

① 　良肢位保持

枕，タオルなどを使用する.

② 　体位変換

褥瘡の予防，沈下(誤嚥)性肺炎の予防のために必要である．初期には2時間ごとに行うのが原則である．脊椎固定には十分注意する.

③ 　他動的関節可動域訓練

関節拘縮予防や静脈血栓症予防のために行う．1日2回，十分に動かす．ただし損傷部位に近い関節は可動域範囲(主治医からの許可角度)に十分注意する．また疼痛を起こさない程度に行う．感覚のない部位では関節や筋を傷めないように注意する．少しでも

自分で動かせる部位は自動介助運動，または自動運動を指導する.

④　呼吸訓練

肺炎の予防，胸郭の拘縮による呼吸機能低下予防のために行う．1日数回深呼吸を行わせる．排痰困難な場合，体位排痰法を積極的に行う必要がある.

⑤　その他

体位変換，関節可動域訓練および膀胱のケア(排尿方法の選択)が大切である．残存筋の維持強化も脊柱・脊髄の損傷部に支障のないかぎり行う.

（3）離床期アプローチ

ベッド上座位から車椅子座位の獲得(ベッドから離れること)を目標とする．骨傷部の固定が十分で起座が許可されれば，受傷後数週から6週程度で，座位訓練を開始する(脊椎の安静度に応じて頸椎・胸腰椎装具を使用する)．ベッド上ギャッチアップ30度前後から日ごとに上げていくが，起立性低血圧を併発しやすいため，脈拍・血圧・症状の観察を行いながら，腹部・下肢に圧迫帯・弾性包帯を装着する．30～60分程度の座位耐久性が得られたらリハビリテーションセンターへの出棟を許可する.

4．回復期のリハビリテーション

1）理学療法(前項(2)ベッドサイド訓練と合併症の予防・(3)離床期アプローチは適宜継続する)

①　残存機能の有効利用(残存筋の強化)：機能レベルに応じた漸増的抵抗運動法などを積極的に利用する.

②　マット訓練：残存筋を利用しての寝返り，臥位から座位をとる，座位や体幹を保持する訓練は，脊髄損傷者にとってとくに大切な訓練となる.

③　起立訓練：起立性低血圧の予防，骨粗鬆症の予防になる．起立性低血圧の存在する場合は，下肢の弾力包帯，弾性ストッキング，腹帯などで下肢と腹部の圧迫を行う.

斜面台を使用し角度30°で5分から開始し，徐々に時間と角度を増し，80°で30分ができれば終了してよい．数カ月を要することもある.

④　移乗動作訓練：車椅子からベッド，トイレ，車への移乗動作訓練(図2-19)を行う．頸髄損傷者でプッシュアップ(図2-20)(体を持ち上げる動作)が弱いときは，滑りやすい板(トランスファーボード)を使用させるのもよい．対麻痺者では床から車椅子へ上がる訓練も必要である.

車椅子動作は四肢麻痺患者では平地駆動を中心に機能レベルに応じて，また対麻痺者ではキャスター上げ，段差越え，坂道の練習を行う(図2-21).

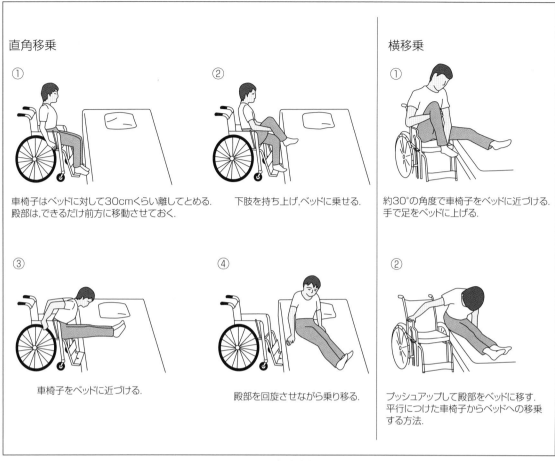

図 2-19　移乗動作訓練

　　歩行訓練は第1腰髄より高位のレベルではクラッチと骨盤帯支持付き長下肢システムや股継手付き長下肢装具システムを用いたものがあり，第1腰髄以下のレベルであれば下肢を交互に送り出すことができるので，装具をつければ歩行が可能である．まず平行棒内訓練から始め，松葉杖立位，松葉杖歩行へ進む．上達するにつれて転倒訓練，転倒からの起き上がり訓練を行い，実用性を高める．

2）作業療法

　　① 上肢手指機能訓練：頸髄損傷者では特に重要であり，リーチ・把持・つまみを中心に機能レベルに応じて行う．機能再建手術（残存筋に麻痺筋の腱移行を行う手術）が施行されるケースもある．

　　② ADL訓練（図2-22）：頸髄損傷者では，食事，整容，排泄の訓練を行う．装具や自助具をうまく利用して，できるだけ介助を少なくしてできることが目標となる．年齢が若くやる気があれば，第7頸髄損傷残存レベルで，すべてのADLが自立可能となる．

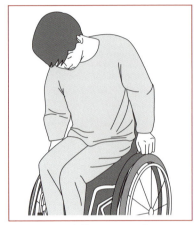

図 2-20 車椅子によるプッシュアップ

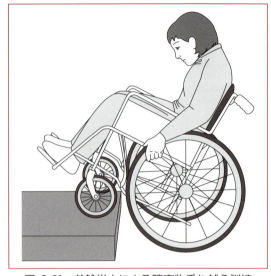

図 2-21 前輪挙上による障害物乗り越え訓練

3) 心理面へのアプローチ

脊髄損傷による麻痺は，絶望感，後悔，回復への願望から種々の反応を引き起こす．それは障害の否定や訓練の拒否，乱暴な言葉や行動であったりする．自殺というケースもある．しかし，しだいに克服され，再度適応への努力と社会への参加を望むようになる．これは障害受容とよばれ，一般に障害受容までは数カ月から数年を要する．

脊髄損傷者のリハビリテーションは障害受容なくしてはけっして成功しない．あまり遅くならないうちに患者に説明しながら，心理的なサポートを行うことが大変重要なこととなる．

5．社会復帰期のリハビリテーション

① 車椅子（図 2-23）：第 5 頸髄損傷までは電動車椅子が必要である．第 6 頸髄残存レベルでは，ハンドリムに滑り止めを行えば自力移動は可能であるが，平坦な場所に限られる．

対麻痺者で，腹筋の効くレベル（第 12 胸髄損傷例など）では力強い駆動が可能であり，スポーツタイプもよい．軽量な車椅子は折りたたんで車の後席に自分で格納できるので，車を運転する脊髄損傷者に好まれる．いずれにしても，車椅子 ADL の安全性・確実性と体力・技術の向上を機能レベルに応じて獲得させる．

② 自動車の運転：自動車の運転は第 6 頸髄損傷者でも可能である．

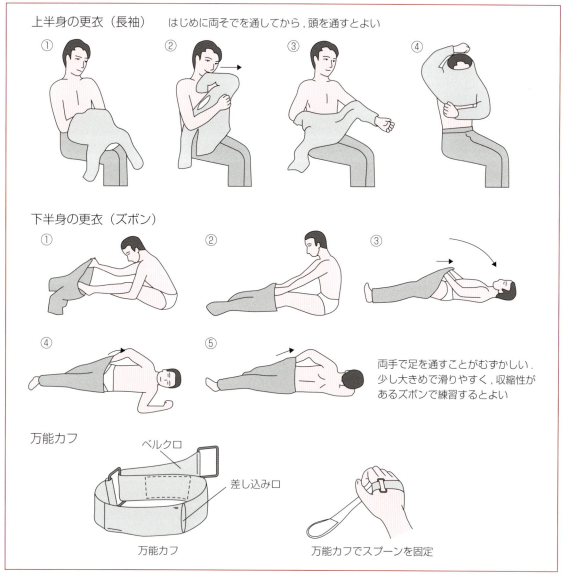

図 2-22 ADL 訓練

　移動手段をもち，好きなときにどこにでも行けることは心理的に，また職業上，大変よい．車は上肢のみで運転できるように改造する．運転には公安委員会の許可が必要である．

　③　**家屋の改造**：日本の家屋は，段差，階段，風呂，トイレなどの問題があり，脊髄損傷者の車椅子での自宅生活を困難にしている．生活関連動作アプローチと家屋改造を行えばよい．しかし，経費がかかるのが難点である．身体障害者手帳申請を含めたソーシャルワーカーの介入が必要である．身体障害者用住宅が少しずつではあるがつくられている．

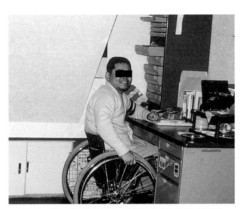

図 2-23　脊髄損傷　対麻痺(在宅生活者)

④ 就職，就学：現職復帰できるケースは比較的少ない．職業訓練所への入所，保護職場(身体障害者工場など)への就職など職業リハビリテーションが必要となる．児童の普通学校への復帰は，トイレ，階段の問題がネックとなる．脊髄損傷者を受け入れられる大学は限られており，諸外国に比べ，若い脊髄損傷者が高等教育を受ける機会はまだ十分でないのは残念である．

⑤ 定期健診：脊髄損傷者は機能レベルと多彩な合併症の観察のために，少なくとも数カ月に1度は定期的な医学的チェックを受けるべきである．とくに尿路系や褥瘡の合併症(尿路結石や腎盂腎炎)は本人が気づかないことがあるので注意したい．

6．ケアとリスク管理

　脊髄損傷による合併症は多く，生命予後に直結する(特に褥瘡・排泄障害など)重篤なものもある．脊髄損傷のリスク管理は合併症との戦いでもある．

(1) 褥瘡管理

　いわゆる床ずれで，痛覚がないこと，体位変換を自動的にできないこと，自律神経障害による血管運動障害や皮膚の栄養血管の障害などのために発生しやすい．放置しておくと感染を伴い，しだいに拡大し，深部に達し，骨髄炎や敗血症を合併し致命的になることもある．

　褥瘡の第1原因は，自律神経障害下における持続的圧迫による皮膚の血行障害と壊死であるが，栄養不良や，貧血，移乗動作時にできる擦過傷，湿度(尿などによる汚染)により増悪する．臥位時における褥瘡予防の基本は体位変換による圧迫回避である．とくに急性期には必須である．また通気性のよい軟らかいマット，局所の清潔，栄養管理が大切である．さらに車椅子座位となれば，圧迫回避のためのクッション(図2-24)の使用

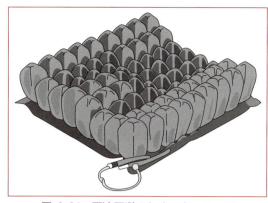
図 2-24　圧迫回避のためのクッション

や，時間による車椅子・ベッド間の移動，あるいは C7 以下であればプッシュアップによる殿部挙上により，同一肢位の回避を図ることが重要である．毎日の皮膚観察も励行する．

褥瘡の発生は在宅療養者にもたびたびみられる．予防のための指導はむろんのこと，小さな褥瘡でもただちに治療を開始し，完全に治癒させなければならない．入院も必要になることが多い．

（2）起立性低血圧の予防

自律神経障害により，座位，立位をとったときに起こる血圧の低下で，失神することがある．血管運動反応の低下による静脈還流の低下がおもな原因である．頸髄損傷者に起こりやすい．早期から腹帯をつけて座位，斜面台訓練を行い，危険のない範囲で血管順応・神経賦活を試みる．

（3）体温管理

脊髄損傷者は熱を産生する筋の減少や発汗の障害などにより，体温調節が苦手である．頸髄損傷者では特に著明である．一般に体温が低くなりがちであるが，夏は頭頸部にしか発汗がみられず，鬱（うつ）熱がみられることもある．衣服や環境に配慮する必要がある．

（4）膀胱管理と尿路合併症の予防，排便管理

急性期は脊髄ショック期と呼ばれ，膀胱は弛緩し，尿閉となる．受傷直後は排尿確保のため持続留置カテーテルの使用もやむをえないが，男性では尿道の屈曲部で尿道の圧迫壊死を起こさないように，カテーテルは必ず腹部または鼠径部に固定する．

持続留置カテーテルは尿路感染を起こすので，早期に抜去して間欠導尿へ移行する．

麻痺した膀胱は数カ月もするとしだいに回復し，なんらかの刺激により反射性排尿が可能となる．これを反射性膀胱という．うまくいけば軽い下腹部の叩打で排尿が始まる．しかし，膀胱括約筋協調不全が生ずれば，腎への尿逆流が起きるため，注意が必要であ

る.

間欠導尿は，早期排尿反射の回復と，反射性膀胱獲得によい．手の利く患者では，患者自身による自己導尿も積極的に取り入れるべきである．

尿路管理は自宅療養者でも大切である．尿路結石は無症候性のことも多く，1カ月に1度の尿検査，6カ月に1度の腎臓機能検査を行う．腎盂腎炎は脊髄損傷者の主たる死因の一つである．排便管理は，規則正しい食事による胃結腸反射を利用しての排便習慣づけと薬剤(経口・坐薬・浣腸)の調整が必要である．

（5）自律神経過反射の管理

第6胸髄以上の高位脊髄損傷者に起こりやすい自律神経の過剰反射である．症状は，頭痛，徐脈，発汗を伴う急激な血圧の上昇がみられる．血圧の上昇は200 mmHg以上になることがよくあり，危険である(脳出血など)．この反射は膀胱の充満(導尿カテーテルが詰まっているなど)，便秘・褥瘡や妊娠などによる刺激が引き金となって起こることが多く，原因への対処が重要である．

（6）痙縮・関節拘縮

慢性期に入ると痙縮，筋力のアンバランスがあると起こりやすい．第6頸髄損傷患者の手関節背屈位拘縮はその例である．適正な関節可動域訓練，痙縮のコントロール(ストレッチング・抗痙縮薬・神経ブロック)が有効である．

（7）骨 萎 縮

訓練中の骨折の原因にもなる．

（8）そ の 他

肺合併症や消化管出血，異所性骨化などについてはすでに述べたが，重大な結果になりやすいので，常に注意すべきである．また，心理的問題については，障害受容(p49, 106参照)の深い観察とともに，必要があれば専門医へのコンサルトを行う．

C. 切断のリハビリテーション(p70~73参照)

1. 切断の原因と分類

骨部においては切断(amputation), 関節部においては離断(disarticulation)といい, また切断端を断端(stump)と呼ぶ.

(1) 原　因(表2-5)

従来は外傷によるものが多かったが, 近年, 下肢の血管障害(閉塞性動脈硬化症, 糖尿病性壊疽)による高齢者の切断が増加しているが, ①切断しても血行状態は改善しない, ②非切断側の血行問題, ③既存の身体障害等により, リハビリテーションを困難にしている. 一方, 外傷では, 頭部外傷や脊髄損傷・多発骨折の合併, さらには障害受容の点で大きな問題を抱える.

(2) 分　類

切断部位により分類される.

また, 切断分類に応じて処方される義肢を以下に示す.

① 切断の分類

ⅰ) 下肢切断(図2-25)

股 離 断：股義足, カナダ式*がよく用いられる.

大腿切断：大腿義肢を用いる.

膝 離 断：膝義足, 断端荷重ができる利点がある.

下腿切断：もっとも多い. 下肢義足を用いる.

表 2-5　切断の原因

切断の原因	
外　　傷	交通外傷, 産業事故など
血管障害	閉塞性動脈硬化症, バージャー(Buerger)病, 糖尿病性壊疽など
腫　　瘍	骨肉腫など
炎　　症	難治性骨髄炎など

*：カナダ式股義足：カナダ式のソケットを有する股義足で, 腰~骨盤をしっかりおおい安定性がよい.

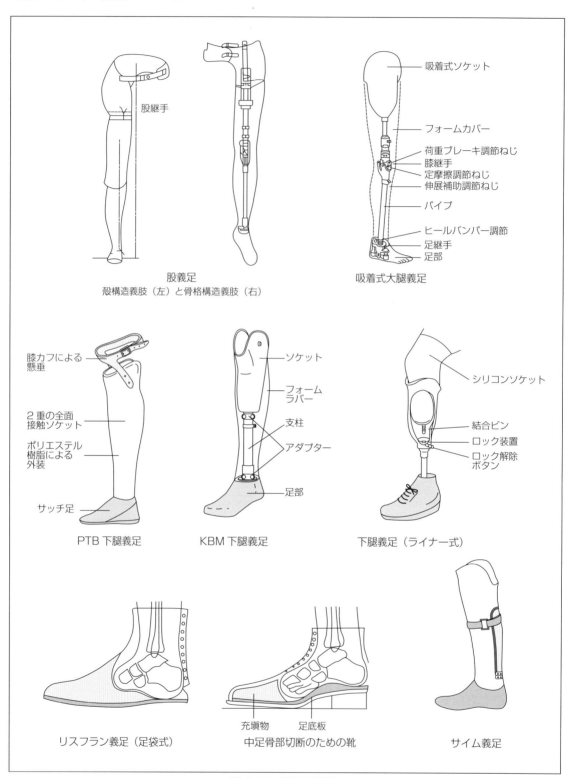

図 2-25 義足の種類

(入門リハビリテーション概論.第7版増補,p218, 2013,中村隆一監修,岩谷 力ほか編:入門リハビリテーション医学.第3版,p353, 362, 2014)

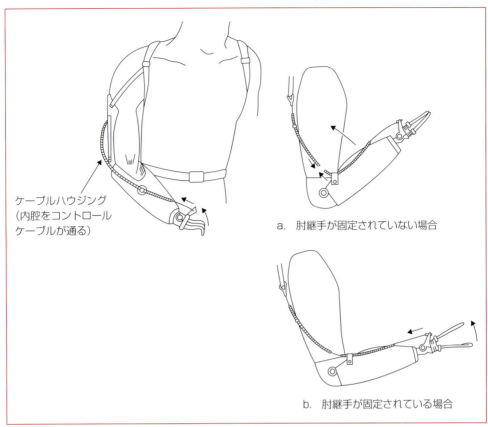

図 2-26 上腕義手
(入門リハビリテーション医学. 第3版, p355, 2014)

サイム切断：サイム義足**，断端荷重が容易である．

足部の切断：足袋型義足，靴の先への充填物と足底板．

ⅱ) 上肢切断

フォークォーター切断(鎖骨肩甲骨を含めた切断)・肩離断：肩義手を用いる．

上腕切断・肘離断：断端長により極短断端，短断端，標準断端に分ける．上腕義手を用いる(図 2-26)．

前腕切断：断端長により極短断端，短断端，長断端に分ける．前腕義手を用いる(図 2-27)．

手，指切断：手義手，手部義手，手指義手を用いる．

② 切断高位の選択

原則的には可及的に遠位で切断するが，一般的に切断高位の決定に関与する因子とし

**：サイム義足：足関節部の切断では断端が膨らんでいることと断端荷重が可能であり，断端形状にあわせた義足(サイム義足)が用いられるが，外観の不良さなどを理由に処方は慎重に行いたい．

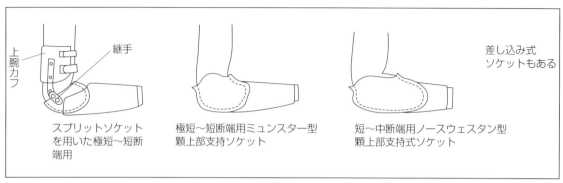

図 2-27 前腕義手のソケット

ては,性別,年齢,原疾患と全身状態,社会的背景,義肢の機能などがあげられる.これらを総合的に考慮して,創治療の完成と断端成熟,ならびに可及的最大限に機能が温存される高位で切断する.基本的には,正常組織下で創閉鎖が可能な部位(切断時に十分な出血をみる部位など),また悪性腫瘍では再発や転移を防ぐ部位が選択される.

長断端であるほど機能損失は少ないが,義肢制作・適合技術の向上とパーツの進歩によって,切断高位の選択肢は広がっている.しかし,関節拘縮や変形,義肢装着の観点から,とくに大腿切断および下腿切断における短断端およびショパール切断やリスフラン切断では,その選択に十分な注意を要する.

③ 切断手技

切断術は,断端機能を最大限に生かし,かつ早期からのリハビリテーションが可能であるとともに,切断創の円滑な一次治癒が達成される術式が望ましい.

断端形状は義肢ソケットとのフィッティングを踏まえ,円錐形とするのが基本である.皮膚の処理では,血行状態を考慮したアプローチ(たとえば下肢では血流の良いほうを長くする)がなされる.血管の処理では,小出血でも術後感染や血腫の原因となるので,完全に止血を行う.神経の処理は切断後の神経腫による断端痛を防ぐため,神経を遠位に引いて可及的に近位で切断し筋肉の中に埋没させる.骨の処理では,骨膜切除による骨壊死防止の理由で,骨膜を骨断端と同じ高さで切断する.

筋肉の処理には4通りの方法があるが,このなかで筋形成術は,主動筋と拮抗筋を切断前と同じような緊張状態にして縫合する.もっとも一般的な方法である.

2. 合併症

(1) 幻肢,幻肢痛

切断後しばらくの間,失われた手足がまだ残っているような感覚が残り,幻肢とよば

れる．大脳に残った体感覚と考えられる．上肢切断に多い．しかしこの幻肢もしだいに短縮し，一般に数カ月で消失する．6歳以下では生じないといわれている（大脳の体感覚未成熟のため）．

これには長所（義肢装着時の疑似感覚として利用）と短所（義肢非装着時のADLを妨げる，転倒のリスク）がある．

幻肢痛は，幻肢の痛みであり，ときには耐え難い痛みのため大きな障害となる．この場合，幻肢の指が強い屈曲位をとっていて，まったく動かないという場合が多い．幻肢痛の原因は，断端の状態だけでなく，心理的な要因も関連しているといわれている．幻肢痛の予防と治療には，早期断端訓練，早期義肢装着が最良の方法である．

（2）断端浮腫（切断後および局所浮腫）

切断後の浮腫は，切断という外科的侵襲のために起こる．浮腫があると義肢が作製できない．切断後いかに浮腫を抑え，早く消退させるかが早期義肢装着のポイントとなる．

局所の浮腫は，義肢適合が悪く，断端の一部に陰圧を生じると起こる．冷感，疼痛などの不快な自覚症状を起こす．透析前後の断端周囲径の差にも注意する．

（3）断端神経腫

切断された神経の断端から生じた再生線維が，断端部につくる腫瘤（神経腫）である．

神経腫が筋層内深く存在すれば問題は少ないが，皮下にあったり，骨に接していたり，瘢痕内にあったりすると刺激され，痛みを生じ，難治性となる．

（4）断端皮膚の問題

断端皮膚の体重負荷部に瘢痕があると皮膚に傷を生じやすくなる．瘢痕が骨と癒着している場合はさらにやっかいである．骨の突出や粘液包炎も断端痛の原因となる．

義肢装着後は，発汗などのため衛生状態が悪くなりがちである．毛嚢炎，表皮嚢腫，また義肢の素材（プラスチックなど）によるアレルギー性皮膚炎を生ずることがある．

（5）心理的，社会的問題

切断による手足の喪失感，心理的葛藤，将来の生活，仕事や就学に対する不安があり，切断原因による障害受容の評価と援助が必要である．早期のリハビリテーション，動機づけや励ましの言葉は患者を勇気づける．仕事や生活，教育の問題，義肢の支給システムの紹介などのカウンセリング，ソーシャルワークが必要となる．

3．リハビリテーション

切断のリハビリテーションのポイントは，生活形態を①義肢使用とするか，②他の手段（車椅子や非切断側上肢使用）とするか，③これら①と②の併用とするか，にある．そ

のため，断端の状態経過・非切断側の状況，両側切断か否か，全身状態と合併症・切断者の年齢と心理・家族の介護状態等を十分検討して，その適応を判断することが重要である．

1）切断の評価
（1）断端長の測定
下腿切断では，膝蓋骨下縁または膝関節裂隙から断端末まで，大腿切断では，坐骨結節から断端末までを測定する．

前腕切断では外側上顆より断端末まで，上腕切断では肩峰より断端末までを測定する．

（2）断端周径の測定
断端周径は，断端浮腫と筋萎縮の状態を知る目安となるので，あらかじめ測定位置を決めておき，たびたび測定する必要がある．断端末に近い部位に浮腫が強い場合は重点的に測る．

（3）断端の状態
主訴，特に疼痛や圧痛，また神経腫の有無を調べる．皮膚の状態として瘢痕，骨との癒着・突出，皮膚の萎縮，血行の状態（動脈の触知，色，出血），浮腫，熱感，感染の有無をみる．さらに幻肢，幻肢痛を評価する．

（4）関節可動域と筋力および ADL
関節可動域の測定は，切断端に隣接した関節に拘縮が起こりやすいので重要であるが，下腿切断での股関節，前腕切断での肩関節なども術後の安静で拘縮を起こしやすいので注意する．

筋力測定は，切断肢のみでなく非切断肢の筋力も調べることも大切である．

また，現在の ADL 自立度のみならず，切断以前の ADL の状況もかならずチェックする．

2）切断から義肢装着までの流れ
（1）切断直後からの継続した断端管理
断端皮膚性状観察と断端圧迫が必須である．切断術直後は創部の一次治癒の促進と切断部痛への対応ならびに血腫，浮腫，感染，壊死の徴候に留意する．さらに断端より近位の関節拘縮や筋力低下の予防を念頭に安静的ポジショニングとベッドサイドリハビリテーションを施行する．また予定された手術で主治医の許可と処方があれば切断前よりリハビリテーション（切断肢以外の関節可動域や筋力訓練，上肢切断では能動義手使用のための両側肩甲骨訓練・上肢訓練，下肢切断では非切断側の片足起立・バランス訓練，歩行訓練）を行う．

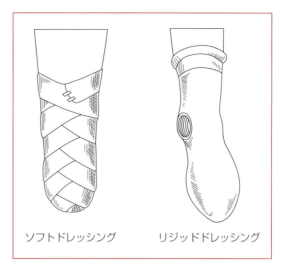

図 2-28 下腿切断術後の管理法
(入門リハビリテーション医学. 第3版, p558, 2014)

　この中でとくに重要なものは断端成熟を促すための断端の圧迫である．一般的には弾力包帯を巻く方法(弾力包帯法；soft dressing)により行うが，血行状態が良く(血行障害による切断や糖尿病の合併でない)，感染が生じていない(開放創による切断でない)状況であれば，全身状態を踏まえて，ギプスソケットを巻く方法(ギプスソケット法；rigid dressing)を施行することがある(図2-28).

　弾力包帯法は巻き直しが容易で，術創や断端の観察が可能であるが，断端が成熟するまで時間を要する．これに対してギプスソケット法は断端成熟が早く，疼痛や浮腫が少ないが，創の観察ができず，またすべての施設での施行は難しい．

(2) 義肢装着時期

　切断直後に手術室でギプスソケット法を行い，さらに仮義肢装着してリハビリテーションを開始する術直後義肢装着法は，早期の断端成熟やADL遂行が可能となる一方，断端皮膚症状のチェックが困難であることや義肢装具士の専門的技術を要するなど，いくつかの難点がある．また感染を生じていたり，血行障害による切断での適応はない．

　一般的には創部の治癒後(切断後7〜30日頃)に義肢を装着する早期義肢装着法が用いられるが，術直後義肢装着法との採否については，意見が分かれている(図2-29).

(3) 断端訓練(図2-30)

　断端の圧迫包帯，幻肢の運動(イメージで動かさせる)による断端の筋収縮は断端浮腫の早期消退を促す．関節可動域訓練は隣接関節のみならず，肩関節や股関節のように，安静臥床により拘縮を起こしやすい関節にも行う．また，筋力訓練も切断肢を中心に全身に行っていく．

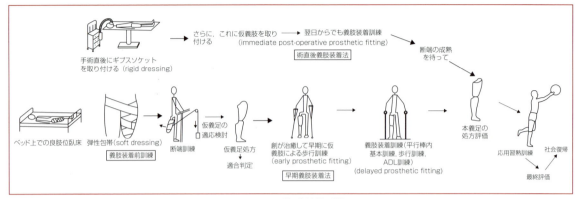

図 2-29 義肢装着時期

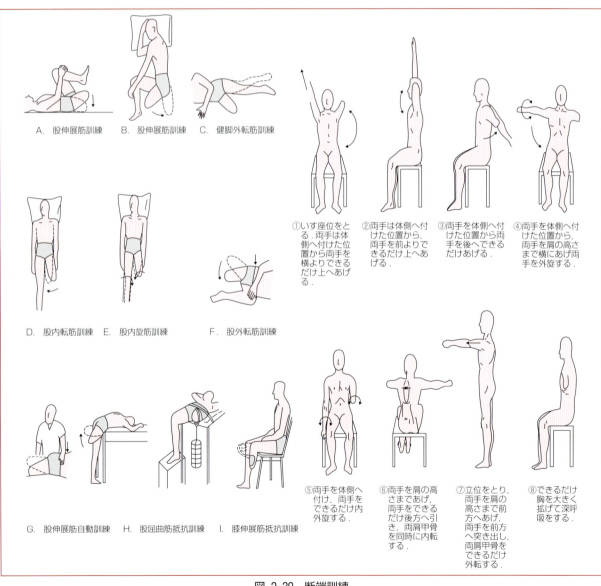

図 2-30 断端訓練

（4） 義肢の作製と義肢訓練，チェックアウト

① 仮義肢の作製

仮義肢を作製し，早期に義肢訓練を行うことは，速やかな浮腫の消退，義肢装着による意欲の向上に役立つ．

② ソケットの採型

断端の皮膚をつまんでみて皮膚の厚さがほぼ正常となり，断端の周径が変化しなくなったら，浮腫が消退したと判断できる．ここで義肢の種類や構成部品などについて決める．すなわち義肢が処方される（早期義肢装着法選択時）．

採型は義肢製作者（義肢装具士）によって行われる．ギプスを断端に巻き，とりはずすと陰性モデルができる．この陰性モデルにギプスを流し込み，つくられた断端の陽性モデルに合わせてソケットが作製される．

③ 義肢の仮合わせとチェックアウト

チェックアウトは作製された義肢の適合判定である．まず仮り合わせ時に，義肢そのもののチェック（静的および動的アライメント），断端との適合性，使用してみての機能，痛みの有無などをチェックする．問題がなければ義肢は仕上げされ，完成時，チェックアウトを受ける．このときには色や外観も問題にされる．

（5） 実用的リハビリテーション

義肢装着前は，平行棒内立位でのウエイトシフトやイメージング，車椅子の ADL，また切断側が利き手の場合は利き手交換を指導し，動力源の獲得や断端の機能保持増大へのアプローチが重要である（義肢装着前訓練，図 2-29 参照）．

また，仮義肢作製後は，まずソケットの正しい着脱法，義肢装着法，義手操作コントロール，義足での平行棒立位歩行より歩行器・杖への移行，ADL，応用歩行や生活関連応用動作，緊急時への対応等へと進める．

こうして断端が成熟し義肢へのアライメント（位置関係）が整ったところで本義肢を作製する（社会生活・職業への対応を含む）．義手では患者のこれまでの習慣を無視したり，複雑な作業をすると挫折感がでるため注意が必要である．

（6） 心理的アプローチ

リハビリテーションを通して切断者の障害受容や心理面への十分な配慮をする（例：喪失体験，心理的葛藤など）．必ず急性期から留意し，切断原因も考慮する．

4. 各切断の特徴(図1-29, 30, p71〜72参照)

(1) 下腿切断の特徴

下腿切断はもっとも多い切断である．断端の長さは，長いほど歩行エネルギー消費が少なく有利である．断端があまり短いと，膝のコントロールが困難になったり，ソケットと断端の適合が不安定になるなどのトラブルが出やすい(図2-31)．

下腿義足の異常歩行は，ソケットや足部の取りつけ角度，取りつけ位置のずれにより膝の屈曲および伸展面での安定性に関して起こる．仮合わせ時にチェック修正する．

(2) 大腿切断の特徴

大腿部は筋に富むため術後の浮腫が大きく，筋の萎縮も起こりやすく，適合のよいソケットをつくるまでに時間がかかる．仮義足による訓練を十分行ってから本義足を作製するようにする．筋腱がしっかり大腿骨断端に縫合してあればよいソケットをつくりやすい(図2-31)．

ソケットは一般に吸着式四辺形ソケットが用いられる．断面が四辺形となっているのでこの名がある．吸着式とは断端とソケットの間に隙間がなく(全面接着)，引き抜こうとすると陰圧が生じるため懸垂作用がある．義肢の脱落予防と回旋予防にシレジアバン

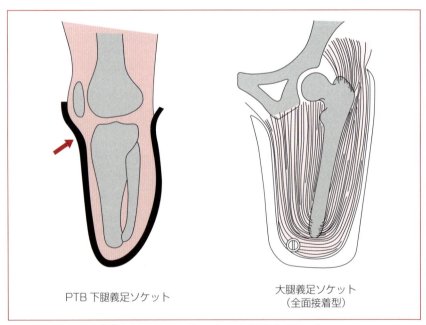

図 2-31 PTBソケットと大腿義足ソケット
PTB(patellar tendon bearing prosthesis)下腿義足ソケットは膝蓋腱部で主として体重負荷を行う．大腿義足ソケットは，ソケット全体が断端に密着する．荷重は主として坐骨部で受ける

ド〔Silesian band(age)〕を使用する(図1-29). 体重支持は坐骨で行われる.

　膝継手(つぎて：joint)には2つの機能が要求される. 1つは立脚期に膝折れすることなく体重が支持され安定であること, 他の1つは遊脚期のコントロールで, 下腿部をスムーズに前方に送ることである. コンピュータ制御の継手も開発されている.

　足部にはSACH足*(図1-29)が円滑に歩行でき, 活動的な切断者にむく. 一体構造であるため, 形もよく水にも強い. 欠点として靴を脱いだとき踵が接地せず, 室内で歩きにくくなる. 単軸足は底背屈の動きがあり, 安定性がよく高齢者にむく. バンパー(bumper)の調整により底屈角を履き物に合わせて調整できる.

　大腿義足の異常歩行は, ソケットの適合, 義足のアライメント(ソケット, 膝軸, 足部の位置関係)の異常により出現する(図2-32).

（3）前腕切断の特微

　上肢切断ではもっとも多い. 手先具の開閉操作が主体となる. 肘や前腕の回旋機能が使えるので, かなりの両手動作が可能である(図1-30).

（4）上腕切断の特微

　能動型の上腕義手は, ソケット, 肘継手, 手関節部, 手先用具, 非切断側肩部の力を伝える8字ハーネス(harness)およびコントロールケーブルからなり, 肘の動きと手先具の開閉操作が主体となる. ハーネスは義肢の懸垂と, 前後2本のコントロールケーブルの支点となる. 義手のコントロールは, おもに肩の屈曲と伸展動作により行う(図1-30).

（5）小児切断

　小児切断の約80％を占める先天性の切断では義肢装具の装着時期が大切である. 早期義肢装着による体感覚(body image)の獲得, 両手動作や歩行動作の獲得による体験は, 小児の知的発達, 運動発達によい影響を及ぼす. 上肢切断では座位がとれるようになる約6カ月, 下肢切断では立位が可能となる約12カ月で義肢を作製使用させるとよい. 一方, 後天性切断の原因は, 外傷, 悪性腫瘍が多い.

　小児切断では, 成長に対する配慮が重要で, 切断に際して骨端線を残すことにより, 過成長・変形を防止し, さらに義肢は成人より外観や電動義手も考慮に入れ, 成長に応じて作り直す. また, 6歳以下では幻肢は生じないことも考慮に入れる. 遊びの要素を取り入れたリハビリテーションが必要である.

＊：SACH(サッチ solid ankle cushion heel)足：義足の足部部品で一般的に用いられる. 足関節部は固定されているが, 踵にクッション材が使われており, 歩行をスムーズにしている.

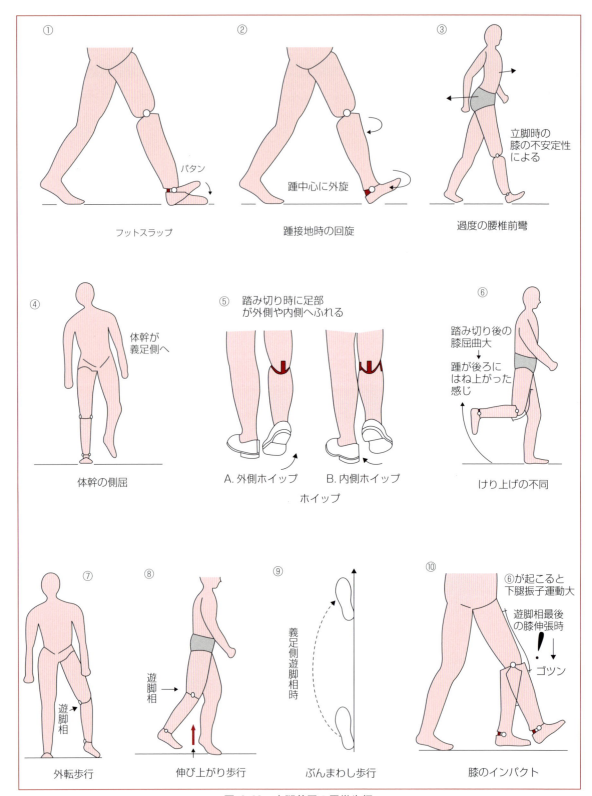

図 2-32 大腿義足の異常歩行

5．アフタケア

（1）義肢装着者の社会復帰

① 下腿切断者の生活と社会復帰

膝のコントロールができるので歩行速度の調節が可能であり，義足によっては走ることができる．そのため歩行能力は高く，たいていの職業はこなすことができる．農業などの重作業も可能である．水泳は義足をはずして行うが，小児では水遊び用義足をつくることもある．

② 大腿切断者の生活と社会復帰

膝の振り出しを歩行速度に合わせることができず，一定の速度での歩行を余儀なくされるため，歩き回る仕事や長時間の立位作業は不利であり，座業のほうがよい．公共の乗物(電車やバス)の利用は困難なこともある．

農作業は，農作業用義足も考案されており，能率を問題にしなければ可能である．

家庭では義足を使用しない切断者もいるが，その際は松葉杖等が必需である．高齢者では車椅子を持っていたほうがよい．

③ 義手装着者の社会復帰

片側の切断では，たいていの ADL は可能であり，軽い装飾用義手のみでも問題はない．両手動作が必要な仕事や趣味があれば，能動義手が必要となる．重作業を行う者には作業用義手は欠かせない．すなわち，義手処方に際しては，使用目的をクリアにしたうえで切断者の意欲と訓練遂行能力を勘案することが必須である．

両上肢切断者では，能動義手が真に必要であり，使用頻度も高い．

（2）義肢の手入れ

ソケットは微温湯で，毎日清拭し衛生に注意する．可動部分のゆるみ，プラスチックのひび割れは早目に修理に出す．断端袋は毎日洗濯が必要である．

（3）定期フォローアップ

義肢の使用開始後は定期的(3〜6カ月ごと)なチェックが必要である．断端の状態，使用状況，義肢の破損状態などを調べる．義肢は2〜3年に1度は修理やつくり替えを要する．小児は活動量が高く，成長するので年に2〜3回の修理・つくり替えが必要である．

124　第2章　各疾患のリハビリテーション

D．小児のリハビリテーション

1．小児のリハビリテーションの特徴

　小児は運動，知能，社会性などが発達途上にあり，小さな大人ではない．小児期の疾患は，大人にはない種々の障害を生じる．変形や発育障害はそのよい例であろう．

　また脳損傷児の示す症状は，運動障害，知的障害，けいれん，行動異常があり，脳性麻痺にみられるように運動と知能発達に広汎な障害を起こすことがよく知られている．しかし幸いなことに，脳には可塑性という柔軟性が残されており，正しい治療は，異常な発達を抑制する可能性を残している．鉄は熱いうちに打てといわれるように，小児の脳障害はできるだけ早期に発見し，治療を開始することが望ましい．

　小児のリハビリテーションでは，運動，知能のバランスのよい発達を学習しうる環境に加え，治療と教育が必要である．また療育という言葉がよく用いられるのは治療と教育を切り離して考えることが現実的でないからである．

　厚生労働白書によれば，わが国の身体障害児数は平成18（2006）年で93,100人である（表2-7）．

2．脳性麻痺のリハビリテーション

　脳性麻痺は非進行性の脳障害によって生じた，運動発達異常である．運動麻痺は，痙

表 2-7　障害の種類別にみた身体障害児数の年次推移　　　　　（単位　人）

年　　　次	総　　　数	視 覚 障 害	聴覚・言語障害	肢体不自由	内 部 障 害	重複障害(再掲)
昭40('65)年	116,600	14,400	26,000	76,200	—	41,400
45('70)	93,800	7,000	23,700	57,500	5,600	12,600
62('87)	92,500	5,800	13,600	53,300	19,800	6,600
平3年('91)	81,000	3,900	11,200	48,500	17,500	6,300
8('96)	81,600	5,600	16,400	41,400	18,200	3,900
13('01)	81,900	4,800	15,200	47,700	14,200	6,000
18('06)	93,100	4,900	17,300	50,100	20,700	15,200

資料：厚生労働省「身体障害児・者実態調査」（国民衛生の動向 2013/2014）

D．小児のリハビリテーション **125**

表 2-8　脳障害の原因

胎生期：ウイルス感染，薬剤など
出産時：仮死，頭蓋内血腫，核黄疸など
出産後：けいれん，低酸素脳症，低血糖，脳炎，頭部外傷など

表 2-9　脳性麻痺の分類

Ⅰ．病型による分類
　痙直型(spastic type)
　　(全体の約50%，痙性麻痺を示す)
　アテトーゼ型(athetose type)
　　(全体の約20%，特有の不随意運動を示し，多くは四肢麻痺型である)
　緊張型(tension type)
　非緊張型(non-tension type)
　その他
　　失調型(ataxic type)，混合型(mixed type)などがある
Ⅱ．障害部位による分類
　四肢麻痺(quadriplegia)：アテトーゼ型が多いが，緊張型，非緊張型，失調型などにみられる
　両麻痺(diplegia)：四肢麻痺であるが，上肢より下肢の麻痺が重度である点が特徴である
　片麻痺(hemiplegia)：一側上下肢の麻痺
　重複片麻痺(double hemiplegia)：両側の上下肢の麻痺．下肢より上肢が重度であることにより両麻痺と鑑別できる

直型とアテトーゼ型が大部分を占めるが，運動麻痺以外にも脳障害に伴う多彩な障害を呈する．また認知機能や言語障害など社会適応を困難にする障害を合併していることも多く，早期からの，しかも総合的な療育が必要である．

1）定義と分類

（1）定　義

　脳性麻痺は主として運動機能障害と知能発達障害等を有するものであり，次のように定義されている．

　「受胎から新生児(生後4週間以内)までの間に生じた脳の非進行性病変に基づく永続的な，しかし変化しうる運動および姿勢の異常であり，その性状は2歳までに発現する．進行性疾患や，一過性の運動障害は除去する」(厚生省(現厚生労働省)脳性麻痺研究班による)．また異常運動発達を重視した考え方をするならば，「非進行性の脳病変による運動発達障害または異常運動発達」ということもできる．

（2）分　類

　脳性麻痺は原因や麻痺のタイプにより分類される(表2-8，9)．

　発生頻度は出生人口1,000人に対して1〜2人といわれている(発症率は0.2%前後)．

126　第2章　各疾患のリハビリテーション

　なお，重症心身障害児とは，重度の精神発達遅滞および重度の肢体不自由が重複している児童のことであり，脳性麻痺と混同してはならない．

2）治療原則

（1）早期診断・早期介入の原則

　乳児期における早期診断は，脳の可塑性の高い乳幼児期の介入（治療）開始のために必要である．しかしながら，乳児期の早期であるほど診断は困難である．したがって，リスクとして妊娠中の異常，新生児仮死，無酸素脳症，未熟児，重症黄疸などがあった場合は要注意である．

　また，低体重，吸啜（きゅうてつ）薄弱，低緊張（ぐにゃぐにゃ児，floppy infant）は，脳損傷を疑わせる危険な徴候である．これらの3徴候がそろっている場合や，長く続いたケースはさらに危険性が高い．さらに，臨床症状で重要なのは筋緊張の異常，運動発達の遅延，原始姿勢反射の有無である．画像診断を含め，児をよく観察して，早期診断を試み早期介入を図る．

（2）療育の原則

　脳性麻痺児のリハビリテーションは，その重症度にかかわりなく，生まれながらに脳障害をもつ子どもが自立し，社会に参加し，社会の一員として質の高い充実した人生が送れるようにすることが目的である．成長とともに治療のみならず家庭の役割や学校教育も重要であり，治療と教育をあわせて"療育"とよばれるのはそのためである．

　また運動機能改善に目がいきがちであるが，心理的，社会的な面でのケアも重要視されないと脳性麻痺のリハビリテーションは成功しない．

3）脳性麻痺による障害と随伴症状・リスク

① 運動障害

　単なる運動麻痺ではなく，脳性運動発達障害（原始反射が出現すべき月齢に欠如したり，逆に消失すべき時に残存している場合や姿勢反射の異常）によるものや遅延と考えられている．治療は，少しでも正しい運動発達を獲得させようという考え方から訓練プランが作成される．

　異常筋緊張もよくみられる．後弓反射が強く，背中がつねにそり返ったり，上肢をつねに伸展回内位とするなどのパターンをとる．

② 精神発達遅滞

　知能の障害を伴うことは多いが，麻痺の程度とはかならずしも一致しない．とくにアテトーゼ型は良好な知能が保たれていることが多い．運動麻痺による体験不足が精神発達遅滞の原因とならないように，保育，教育を十分に行わなければならない．

③　痙攣

痙攣発作は，脳の障害を悪化させるリスクがある．他方，抗痙攣剤による眠気，筋緊張低下，運動機能の低下をもたらさないように適時脳波検査と薬剤血中濃度を観察しながらコントロールするのは案外むずかしい．

④　行動異常

注意力集中の欠如(学習障害)，多動，登校拒否，反社会的行為などがみられる．

⑤　情緒障害

情緒の発達につまずきがあると種々の行動異常として現れる．拒食，夜尿，無言，爪かみなどがその例である．

⑥　聴覚障害

聴覚および理解の障害があり，言語発達遅延の原因となる．

⑦　言語障害

構音の障害，言語発達の障害がみられる．

⑧　目の障害

斜視，近視，眼振，視力障害などがある．

⑨　歯の障害

咀嚼能力の低下，発音の障害をもたらす．口腔筋の緊張は，歯の不整を起こすことがある．

⑩　知覚障害

手・足・口唇への過敏症状(触られるのを嫌がる)傾向があり，何らかの異常知覚があるものと考えられている．

4）脳性麻痺児の評価

（1）筋緊張，原始反射，姿勢反射の消長と統合の状態

正常児では，原始反射は胎生期より新生児期に存在し，運動も屈曲優位である．生後数週より徐々に伸筋緊張が増し，頭部より尾側方向へ発達するに従って，座位や起立歩行のために必要な姿勢反射が順次発達してくる．原始反射はおおむね3～6カ月内に，より高度な反射に統合され消失する．おもな反射・反応の出現時期と消失時期を図に示す(図2-33)．

これに対して脳性麻痺児は，最初は筋緊張はむしろ低く(floppy infant)，のちに異常筋緊張を示すことが多い．原始反射がいつまでも存在したり，その左右差，姿勢反射発達の遅れや異常は脳障害を示唆する．

筋緊張の強いタイプでは年長になると，関節拘縮や変形などの合併症がみられるようになる．

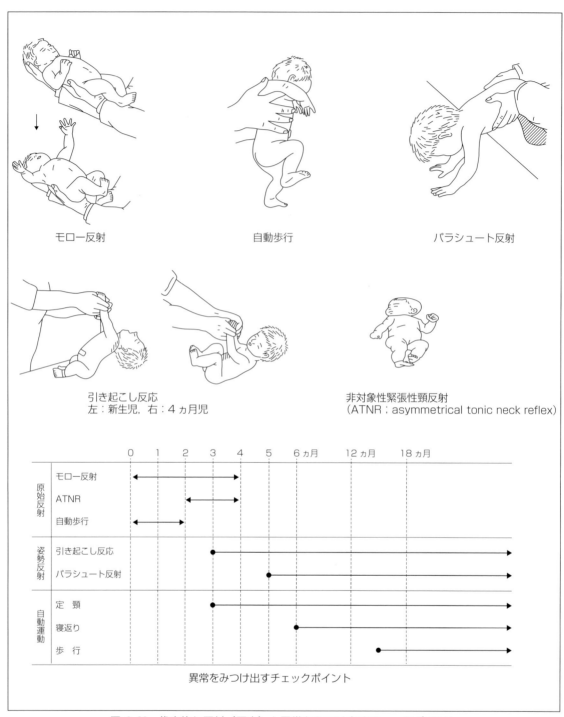

図 2-33 代表的な反射（反応）と異常をみつけ出すチェックポイント
（米本恭三監修，石神重信ほか編：最新リハビリテーション医学．p161，医歯薬出版，1999より一部改変）

（2）正常発達との比較（発達テスト）

　乳児期には症状のはっきりしない場合も多い．なんとなく活動度の低い赤ん坊という

D. 小児のリハビリテーション　**129**

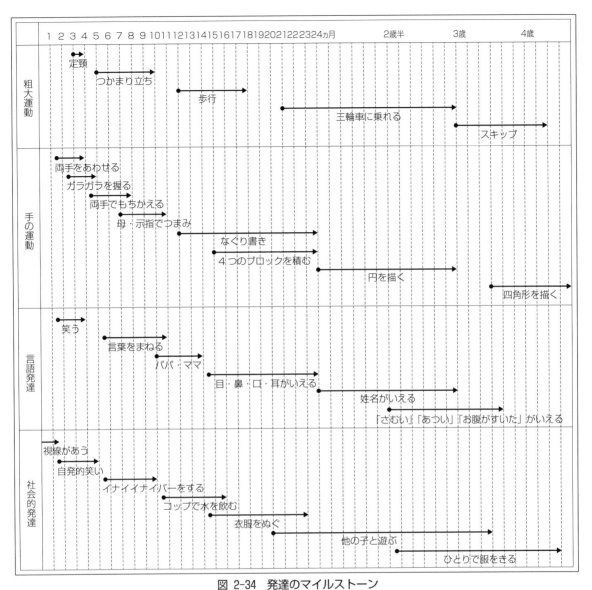

図 2-34　発達のマイルストーン
(最新リハビリテーション医学．p159, 1999 より一部改変)

程度であるかもしれない．しかし，しだいに頸が座らないなどの運動発達の遅れが明らかになってくる．

　平均的な正常発達過程(マイルストーン)との比較は，診断上重要である(p45, 図 1-13 運動年齢テスト参照)．マイルストーンは運動機能だけでなく，社会性や言語機能についても比較すると，知能面の遅れを伴った場合の診断の参考になる．これらは発達テストとよばれ，新生児期より乳児期への成熟過程を示す．年長児での知能検査に相当する．以下に，key month におけるマイルストーンの概略を示す(図 2-34)．

① 4カ月

・あやすと笑う

・物をよく見ておいかける（追視）

・首がすわる（定頸）

・がらがらをつかみ振って，なめて遊ぶ

・母親の呼びかけに振り向く

・母親と他人の区別がつく

② 7カ月

・お座りができる

・視性立ち直り反応（頭部が垂直に立ち直る）

・布かけテスト（顔に布をかけると払いのける）

・手を伸ばして物をつかむ

③ 10カ月

・コップを両手で口に持っていく

・つかまって立っていることができる

・"だめ"というと手を引っ込めて親の顔を見る

・いやいや，ばいばい，にぎにぎなどのまねをする

・はいはいをする

・パラシュート反応

④ 18カ月

・転ばないで上手に歩ける

・ホッピング反応

・手を引くと階段を登る

・絵本を見て知っているものを指さす

・自動車，人形で遊ぶ

・意味のある単語を言う

・鉛筆でなぐり書きをする

・名前を呼ぶと振り向く

（3）感覚障害と認知障害の把握

外部刺激の知覚とその認知（知覚情報の意味づけ）は，脳の高次機能であり，脳の発達と運動発達に大きく関与する．またその発達は脳障害を知るうえで大変参考になる．具体的には運動発達のみでなく，対人関係，言語発達，社会性，行動面から両者を知ることができる．

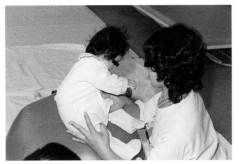

図 2-35　小児の理学療法
ボールを使ったバランス訓練

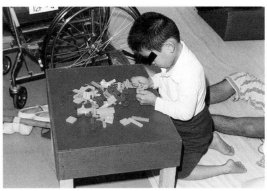

図 2-36　小児の作業療法
上肢の巧緻性，形態色彩認知などの訓練

5）リハビリテーションとケア

　　治療は，月年齢に応じた栄養管理，呼吸管理と訓練，痙攣のコントロール，筋緊張のコントロール，関節拘縮や変形の予防と治療などの基本的な医学的管理がまず大切である．

　　乳児期から幼児期を通しての機能訓練[*]，感覚統合療法（身体へ入力する感覚情報を円滑に処理できるようコントロールする），日常生活活動としつけなどの生活指導，知能面における指導，保育，学校教育を行う．さらに学齢期以後は職業指導訓練が必要であり，広い療育指導が必要となる．

（1）乳児期（図2-35）

　早期診断に基づく早期治療の段階である．診断が確定しなくても危険性があれば，この治療グループに入れてよい．訓練としては，正常運動発達を促し，異常運動と筋緊張を抑制し，二次的な拘縮・変形を予防する訓練と家族への保育指導を行う．

　口腔，発声器官の発達を促進する意味からも摂食訓練も大切となる．

（2）幼児期（図2-36）

　運動発達的機能訓練による正常運動パターンの促進と異常パターンの抑制．年齢，機能にあった日常生活活動の確立．適切な言語刺激，視覚刺激をもった環境づくり（保育）が必要となる．下肢や脊柱の変形が起こってくる時期でもあり，予防，矯正の意味で装具療法を始める時期でもある．

---

　　[*] すべての年齢を通じて，近年，機能訓練として神経生理学的理論に基づいた治療法（ファシリテーション・テクニック）が行われている．固有受容器の促通や異常筋緊張の抑制テクニックを駆使するものである．ボバース法（神経発達的アプローチ）のキーポイント・コントロールという抑制テクニック，PNF（固有受容性神経筋促通法），ボイタ法，ルード法，フェイ法などはその例である．

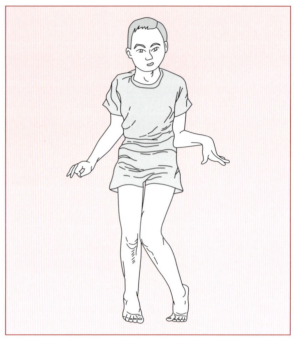
図 2-37 典型的な痙直型麻痺の立位姿勢

(3) 学齢期(図2-37)

教育, 生活指導, ADL訓練, 言語訓練, 心理面でのアプローチが療育の中心となる. この時期異常運動パターンは固定してくるので, 装具や手術的治療が考慮される時期でもある.

(4) 学齢期以後

将来の進路決定時期であり, 職業指導・訓練が行われる.

6) リスク管理(p127, 2.3)③も参照)

健常児に比し, とくに注意したいのは痙攣発作である. 多くの場合, 抗痙攣剤が処方されているが, きちんと決められた時間に服用しているかをチェックする. いつものように服用していても体調不良のときは痙攣を起こすことがあるので注意する.

痙攣が起こった場合は, あわてず気道の確保, 転倒・転落に注意して医師を呼ぶ.

3. その他の小児リハビリテーション

(1) 進行性筋ジストロフィー

筋ジストロフィーにはその他多くの型があり, 予後や症状が異なっている. もっとも

頻度が高いのが進行性筋ジストロフィーである．遺伝性でしかも進行性の筋疾患で，療育もそれだけむずかしい．年齢や病気に応じたリハビリテーションを過用に気をつけながら行うとともに，生きがいのある生活を過ごさせながら，合併症を予防し機能を維持しなければならない．

（2）二分脊椎

先天性に脊髄障害を合併していることがあり，両下肢の麻痺，変形，膀胱直腸障害を示す．

（3）切　断

早期(乳幼児期)に義肢装着の必要がある．その他，未熟児・新生児(MCU)，側彎症，若年性関節リウマチ，血友病，外傷，先天異常，発達障害などがリハビリテーションの対象となっている．

E．骨関節疾患のリハビリテーション

1．いわゆる五十肩

1）五十肩とは

　　40～50歳代に肩関節周囲炎が好発するが，一般には五十肩，凍結肩などとよばれる．症状として疼痛，関節可動域制限を起こす．初期には夜眠れないほどの自発痛を訴えることも多い．肩の運動痛も強く，とくに回旋が強く障害され，昔から帯を結ぶ(結帯)，髪を結う(結髪)が困難になることで知られている．時間とともにしだいに関節拘縮，肩関節周囲筋の攣縮を起こし，肩はほとんど動かせなくなり，日常生活も不便となる．

　　発症はちょっとした外傷が誘因になることもあるが，自然に起こることもある．

　　原因は肩関節周囲組織の退行変性と慢性炎症で，関節包，滑液包，上腕二頭筋長頭筋腱，腱板など広範囲に及び，炎症による癒着により肩は動かなくなる(図2-38，39)．

　　不思議なことに，1～2年内に自然治癒し，関節可動域も回復することが多い．外傷などによる肩関節拘縮は完全に戻ることが困難であることを考えると予後は比較的よい．しかしその間の疼痛と運動制限によるADL障害は本人を大変悩ませるものであり，疼痛を緩和し，関節可動域を確保し，できるだけ早く治癒へ導くことが大切である．

2）評　価

　　①　関節可動域測定：とくに外旋，外転が制限される．

　　②　圧　痛：大結節や上腕二頭筋長頭筋腱部，棘下筋に出やすい．放散痛が上腕や肩甲帯部へ起こることもある．

　　③　ADL評価：更衣，整容動作などが障害される．

3）リハビリテーション

　　整形外科での薬物療法，ブロック注射などに合わせて適宜行う．

（1）温熱療法

　　ホットパック，極超短波などを運動療法の前に行う．なお，開始にあたっては，発症からの時期に注意する(急性期はとくに注意)．

E. 骨関節疾患のリハビリテーション　135

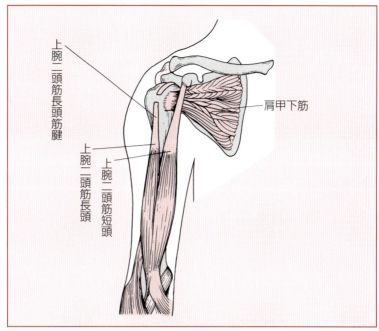

図 2-38　上腕二頭筋と肩甲骨の関係
正面からみたところ

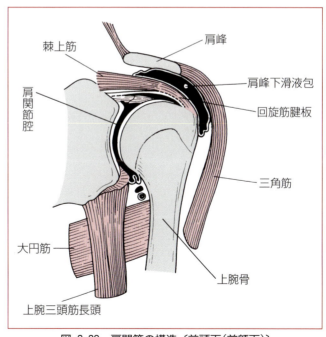

図 2-39　肩関節の構造〔前頭面（前額面）〕

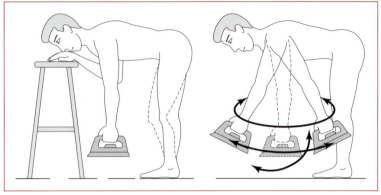

図 2-40 コッドマン体操（アイロン体操）

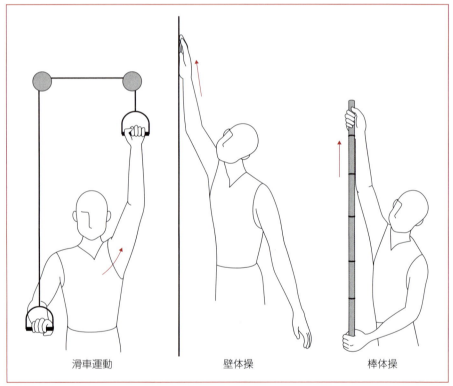

滑車運動　　　　壁体操　　　　棒体操

図 2-41 運動療法

（2）運動療法

肩の安静は治癒を長引かせるので，関節可動域訓練を施行するが，疼痛閾値内でゆっくりと行う．はじめは以下の①，②で徐々に進め，その後徒手的に自動介助運動へと移行するのがよい．

① コッドマン体操（Codman exercise．アイロン体操，iron exercise）（図2-40）：前屈位で1kg程度の重り（アイロンなどでもよい）を持ち，体を揺らすことで下垂した上

E．骨関節疾患のリハビリテーション　***137***

表 2-10　頸腕障害に含まれる疾患の例

変形性頸椎症
頸椎椎間板ヘルニア，椎間板症
後縦靱帯硬化症
胸郭出口症候群
筋結合織炎
関連痛(心肺疾患，眼科疾患)
末梢神経炎，絞扼症候群
心因性

肢を前後，左右，また円を描くように動かす．1日数回行う．家庭で容易にできる．

②　滑車運動，壁体操，棒体操(図2-41)．

4）生活指導

関節運動を毎日数回行うようにすることが大切である．運動前に蒸しタオルなどで温めるとよい．夜間痛むことがあり，肩が冷えないようにする．

2．頸腕障害

1）頸腕障害とは

表2-10に示すように，多彩な疾患よりなる．頸腕痛を主因として，頭～肩～上肢の神経症状(運動麻痺，感覚障害など)を呈する．

2）評価

①　姿勢：円背と顎を突出した姿勢で，高齢者によくみられる(図2-42)．

②　頸椎および肩・肩甲骨可動域と筋力をみる．

③　神経症状(麻痺や感覚障害)．

3）リハビリテーション

①　温熱療法

②　牽引〔負荷(kg)や施行時間に注意する〕

③　運動療法〔姿勢改善(無理には行わない)，頭・肩甲帯筋力強化，装具療法(図2-43)，歩行訓練，上肢訓練〕．

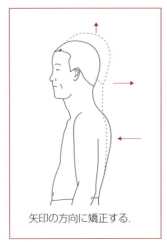

図 2-42 筋疲労を起こしやすい不良姿勢

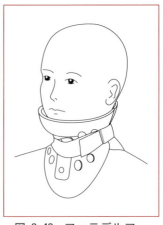

図 2-43 フィラデルフィア頸椎装具

3. 腰　痛

1）腰痛とは

　腰痛は頻度の高い症状であるが，その原因もさまざまである．なかには脊椎の炎症や腫瘍，動脈瘤，内臓疾患，婦人科的疾患から心因性のものがあり注意が必要である．しかし一般的に多いのは，変形性脊椎症や椎間板変性に伴うもの，あるいは腰部筋疲労によるもの（姿勢性腰痛，筋膜性腰痛）が多い．これらについて述べる．

2）評　価

　① 姿　勢：立位で判定する．腰椎前彎が強い人は脊柱起立筋の慢性疲労を生じ，骨盤の前傾を伴う強い剪断力により椎間板にかかる負担が大きい．習慣的なものもあるが，股関節の屈曲拘縮があると腰椎前彎の原因となるので注意したい．

　② 疼　痛：多くは上記①の理由で腰椎下部（腰仙部）に多い．腰椎上部の場合は内臓痛も考えられる．坐骨神経痛を伴う場合は下肢の痛みを伴う．

　③ 脊柱の可動性：前後屈，側屈の可動域を調べる．その場合，疼痛が誘発されるかどうかも大切である．

　④ 筋・神経の圧痛：脊柱起立筋，殿筋，上殿神経，坐骨神経などを調べる．

　⑤ ラセーグ徴候（Lasègue sign）：仰臥位で下肢を伸展位のまま挙上するとき，下肢への放散痛があれば陽性とする．椎間板ヘルニアを疑わせる徴候である．

　⑥ 下肢の感覚障害・筋力低下：明らかなものがあれば神経根症状として精査が必要

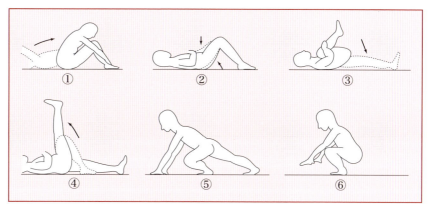

図 2-44 ウィリアムス体操

である．

⑦　ADL，その他：歩行，立ち上がり動作，重量物挙上の頻度，さらに疼痛を誘発する ADL 動作の確認など．

3）リハビリテーション

① 温熱療法：スパズム（痙縮）のある筋に有効である．ホットパック，極超短波などを使用する．

② 電気刺激：低周波刺激等．

③ 牽　引：持続牽引と間欠牽引がある．持続牽引は安静，間欠牽引はマッサージ効果が期待できる．負荷（kg）や施行時間に注意する．

④ 運動療法：運動療法の原則は脊柱可動性の維持，骨盤前傾などの姿勢矯正，股関節屈筋とハムストリングスのストレッチ，腹筋・背筋の強化である．ウィリアムス体操（Williams exercise）はこれらの目的でよく用いられる（図 2-44）．

⑤ 装具療法（コルセット）：腹圧により体幹前方支持を獲得して腰仙部を保護する．

⑥ 動作指導：腰痛回避に向けての ADL 指導（次項 4）生活指導参照）．

4）生活指導

① 座　位：腰椎の自然な軽度前彎を保つ座り方，椅子の選び方など指導する．

② 臥　位：膝の下に大きめの枕を入れるか側臥位で胎児のような姿勢で休むことを指導する．マットは固めのものがよい．

③ 重量物挙上：脊柱はまっすぐ固定したまま足を使って持ち上げる．体幹の近くで持つようにする．

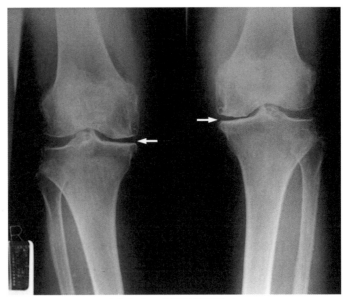

図 2-45　変形性膝関節症
(内側)関節裂隙(矢印)は狭くなっている

4．変形性膝関節症

1）変形性膝関節症とは

　　変形性膝関節症は，加齢以外とくに原因の見あたらない1次性のものと，骨折や関節炎，また先天性に関節の異常があり起こってくる2次性のものがあるが，関節の退行変性の結果起こり，加齢との関連が深い1次性が多い．関節軟骨の摩損が生じて膝の内反，外側方動揺(lateral thrust)など力学的不均衡が添加され進行していく(図2-45).

2）評　価

　　初期には歩き始めが痛いのが特徴であるが，しだいに歩行時痛や関節水腫が起こり，進行すると関節の変形，可動域制限，筋萎縮などの症状が出てくる．こうなるとADLの障害度も大きい．変形は内反変形(O脚)が多い．肥満が併存していることがある．一度起こり始めると急速に進行する．

　　① 関節可動域

　痛みの強い場合は痛みの自制内で測定する．その場合，可動域表示にP(pain)をつけておくとわかりやすい．完全伸展ができるかどうかは歩行維持の大切なポイントである．

　　② 筋力測定

　特に大腿四頭筋(p228，図3-46)，ハムストリングス(p228，図3-45)，大殿筋(p222,

E. 骨関節疾患のリハビリテーション **141**

図 3-38)が重要である.

膝伸展と屈曲筋力の両方を測定するのが原則である. 実際には立ち上がり動作は筋力のよい目安になる. 痛みにより十分な筋力を発揮できないことが多いので注意する.

③ ADL

歩行, 立ち上がり動作の障害. 和式トイレの使用などが困難となる.

使用靴などもチェックする.

3) リハビリテーション

具体的評価は主治医より指示があり, 整形外科アプローチ(薬物療法・関節穿刺等の保存的療法, 各種手術などの観血的療法)に基づき行われる.

(1) 保存的療法の場合

① 筋萎縮と関節拘縮の予防

筋萎縮予防には, 関節を動かさないようにして筋を収縮させる方法(等尺性収縮, isometric exercise)の適応が広い. おもに大腿四頭筋のセッティング訓練として行われる(膝伸展力強化). 理論的には,6秒間(10数える間)1日1回でよいとされるが,朝夕10~20回ずつ日課として行うよう指導する.

関節拘縮の予防は, 関節を動かしてもよい時期になったら始める. はじめは軽い自動介助運動から開始する. 強力な矯正をしないと効果が現れないことも多いが, できるだけ時間をかけ持続的伸張をするようにしたい. 治療後軽度の腫脹, 疼痛があっても, 翌日まで持ち越さない程度の強さとする.

② 温熱療法

温熱治療として極超短波, ホットパックを行う. とくに訓練前の温熱治療は効果的である. 変形膝関節症は変形矯正に骨切り術が行われることがあるが, プレートや人工関節などの体内金属には超短波や極超短波が禁忌であるので注意する.

③ 全身状態の維持と管理

臥床を余儀なくされるときは, 障害のない部位の筋力維持, 全身状態を維持し, その他の廃用による合併症を防止するために, 歩行や体操などの全身調整運動を行う.

④ 装 具

膝装具により不安定性を止めると効果があるが, 着脱がわずらわしいこともある. サポーター程度の圧迫でも除痛効果はある. 内側の痛みや内反傾向がみられたら靴底の外側を少し高くする(外側ウェッジ). これはO脚の矯正にもつながる.

(2) 観血的療法後のプログラム(図2-46)

術後プログラムは, 大腿四頭筋などの等尺性収縮訓練, 関節可動域(ROM)訓練から筋力強化へと進むが, 術者の指示に従う. 気泡浴(bubble bath, バイブラバス)などの水治

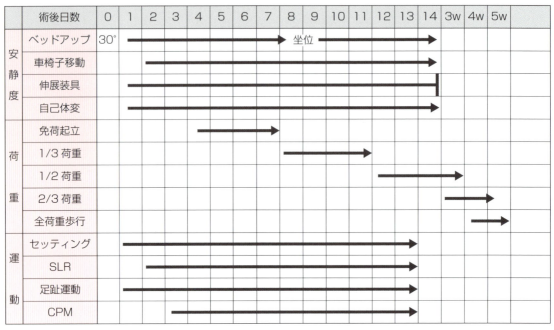

図 2-46 TKR(セメントレス)術後プログラム(京府医大式)
(最新リハビリテーション医学. p305, 1999)

療はよい適応である．人工関節には可動域制限，弛みや磨耗，感染の問題ならびに温熱療法のうち超短波と極超短波の照射は禁忌であり，できるだけ大事に使うことが望ましい．必要に応じ杖の使用をすすめる．

車椅子移乗や立位・歩行訓練時は手術側下肢の荷重制限(免荷・部分荷重)に注意する．なお，荷重は術者のチェックと指示によりあげていく．

4) 生活指導

大腿四頭筋筋力維持を目的とした膝伸展運動を毎日行う．正座，長距離歩行などを避ける．靴底はクッション性のある素材を選ばせる．杖の利用にはその有効性を十分説明する．肥満予防(体重減量)の指導も重要である．

5．変形性股関節症

1) 変形性股関節症とは(図2-47)

加齢による退行変性による1次性のものと，股関節の臼蓋形成不全や骨折や関節炎な

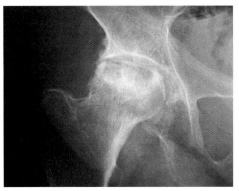

図 2-47 変形性股関節症
大腿骨頭壊死(大腿骨頭は中央から外側に
かけて扁平化し,一部に硬化像がある)の
例.
(入門リハビリテーション医学.第3版,
p690, 2014)

どの後に起こる2次性のものがあるが,後者に多い.

2)評　価

　荷重痛,特に歩行時に疼痛が起こる.初期には歩き始めの疼痛が起こることが多い.進行すると次第に関節が破壊され,自発痛,夜間痛,可動域制限,筋萎縮などの症状がみられる.疼痛が常時起こるようになると,荷重関節であり,ADLの障害度も大きい.

　① 関節可動域

　各方向(屈曲・伸展,内転・外転,内旋・外旋)の可動域を調べる.このとき疼痛発現の有無をみる.伸展は骨盤の動き(前傾)で代償されるので,健側の股関節を胸につくくらい強く屈曲した状態で測定する.こうすると腰椎前弯が除かれ,患側股関節の屈曲が出現する.この手技はトーマステスト(Thomas test)(図2-10)といい,患側の股関節の屈曲拘縮を早期に発見可能である.

　また,パトリックテスト(Patrick test)は,股関節を屈曲外転外旋位とし,足部を対側の膝の上に置き股関節外旋を強制する.股関節疾患や仙腸関節炎で痛みが誘発される.

　② 筋力測定

　股関節疾患では外転筋の筋力低下(とくに中殿筋)が起こることが多く,患肢片脚起立位で健側骨盤が下がるトレンデレンブルグ徴候や歩行時に体幹の側屈がみられるなど立位・歩行に影響する.慢性的に痛みのあるものでは下肢全体,とくに大腿四頭筋が萎縮してくる.

　③ ADL

　歩行や和式トイレの使用などが困難となる.股関節の屈曲障害や外旋障害によりあぐ

らをかくのが困難となる，また靴下を履くこともむずかしい．

3）リハビリテーション

（1）保存的療法の場合

① 筋萎縮と関節拘縮の予防

股外転筋（中殿筋），大腿四頭筋の萎縮は歩行への影響が大きいので積極的に筋力訓練を行う．関節拘縮では，屈曲拘縮が歩行への影響が大きく，早期から予防するように心がける．

② 温熱療法

股関節へ直接効果のある温熱治療は深部熱のうち超音波だけである．その他の極超短波，ホットパックは比較的浅い股関節周囲筋には有効である．超音波は人工関節などの体内金属があっても使用できる．

③ 全身状態の維持と管理

臥床を余儀なくされるときは，障害のない部位の筋力維持，全身状態を維持し，その他の廃用による合併症を防止するために，歩行や体操などの全身調整運動を行う．

④ 装　具（杖，歩行器）

杖の使用は有効である．杖は症状のある股関節の反対側に使用し，症状のある股関節への荷重と同時につくようにする．杖の長さは大転子の高さとし，T字杖がよい．股関節の構造上軽く杖をつくだけでも免荷効果があることで知られている．その他に疼痛減少と股関節変形の進行予防効果が期待できる．初期は外出時のみでもいいが，進行した例では屋内でも使用するとよい．

（2）観血的療法後のプログラム

股関節を再建する術式として，寛骨臼回転骨切り術や股関節全置換術がある（図2-48）．

術後プログラムは術者の指示に従うが，筋の等尺性訓練，関節可動域訓練から，安静度に応じて車椅子移乗，立位，歩行とすすめる．その際，患肢荷重制限（免荷，部分荷重）に留意する．荷重は術者のチェックと指示によりあげていく．動作時の脱臼には十分注意しなければならない．

4）生活指導

杖の使用が有効であることを理解してもらい，適切な使用をすすめる．肥満は股関節への負担を増す．靴下が履きにくいなどの障害が出現すれば自助具（ソックスエイド，p157，図2-54b 参照）などを使用させる．

疼痛のため，運動が不足し健康に支障をきたす場合は，医師の指示のもとプール内歩行をすすめる．水中歩行は浮力により股関節の荷重を減らし痛みなく歩くことが可能で，

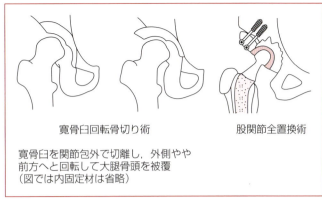

図 2-48 代表的な股関節手術
(入門リハビリテーション医学. 第3版, p690, 2014 より抜粋)

水の抵抗は下肢の筋力増強に大変効果がある．

6．大腿骨頸部骨折

1）大腿骨頸部骨折とは(図2-49)

　　大腿骨頸部骨折は大腿骨近位部骨折の分類の一つで，高齢者に多発し，寝たきりの原因となる主要疾患である．骨粗鬆症と転倒が骨折の原因となる．本骨折の特徴は，骨癒合の最も悪い骨折の1つである．これは，①骨端線閉鎖後の大腿骨頭への血流は頭部側から供給されるため，この部の骨折では血行が途絶して骨頭は阻血状態となる，②関節内骨折にて骨折部に骨膜がない，③骨粗鬆症の存在に加えて骨折線が斜方向にあり骨折面に剪断力（せんだんりょく）がかかって転位しやすい，などの理由による．骨折型の分類は治療方法の決定に重要であり，Garden分類が用いられる(図2-50)．

　　患者は受傷直後に立てなくなり，股関節は内転・伸展・外旋位の肢位をとり，股関節部(スカルパの三角，Scarpa triangle，大腿三角；上方は鼠径靱帯，外側は縫工筋，内側は長内転筋に囲まれる三角形のくぼみ)に疼痛を訴える．X線画像によって診断する．X線像では，骨折所見が受傷後数日して明らかになることもある．

　　治療の原則としては，高齢者に多いので，長期の安静を必要とする保存的治療は少ない．むしろ緊急手術に準ずる治療プログラムが必要である．骨折後24時間で認知症状の出現もまれではない．できるだけ早く手術により骨折の強固な固定，または人工骨頭置換を行い，早期リハビリテーションを行うのが原則である．

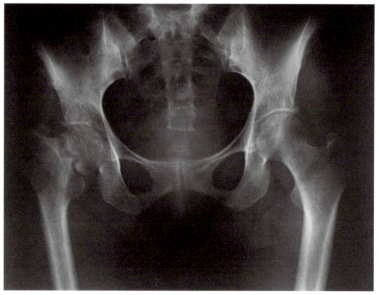

図 2-49 右大腿骨頸部骨折

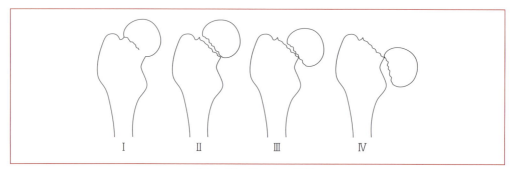

図 2-50 Garden 分類
（入門リハビリテーション医学．第3版，p538，2014）

2）評 価

① 全身状態と合併症の有無

高齢者が多く，合併症に注意する．精神的不安定，認知症，肺合併症，尿路感染症，深部血栓静脈症，褥瘡の有無に注意する．また，癒合不全や偽関節も生じやすい．

② 股関節可動域

③ 患肢の免荷または部分荷重の程度

手術法にもよるので主治医と連携が必要である．

④ ADL

寝返り移動などの基本動作および，更衣動作（ズボン，靴下など）が障害されやすい．

⑤　歩　行

受傷前の歩行状態は参考になる．歩行が不安定であったものや不注意で転倒の経験のあったものに多い．

3）リハビリテーション

評価は術者の指示に従う．

近年，本骨折後のクリニカルパスが導入されており，施設によって異なるがおおよそ術後1週で荷重開始(平行棒)，2週で車椅子移乗から杖歩行となり，その後回復期病棟にて訓練を継続し，6～8週で退院となる．

①　ベッドサイドまたはマット訓練

安静度に注意して，股関節の可動域訓練，寝返りや起き上がりの訓練を行う．高齢者が多いので腹筋や呼吸訓練，肩の可動域訓練を行い，全身状態の改善を図る．ただし，人工骨頭置換術後には脱臼肢位(後方アプローチの時は股屈曲，内転，内旋位は禁)に留意する．

②　ADL 訓練

食事は早期から座位で行えるようにする．食事自体が座位訓練となり，体幹の安定性を増す．トイレや車椅子利用のため移乗訓練も早期から行い自立を図る．ADL 訓練の際は患肢の荷重や脱臼肢位に注意する．

③　歩行訓練

歩行時の体重負荷量は，骨折の程度，固定方法，手術方法，骨癒合程度により決定される．完全負荷より体重計を用いて決められた荷重(kg)(部分荷重)をかける練習をし，歩行時に骨折部に余分な負荷がかからないようにする．最初は平行棒内立位訓練から始めるが，転倒に注意し，歩行器や杖に移行させる．なお，荷重は術者のチェックと指示によりあげていく．

4）生活指導

在宅生活をするためには，立ち上がりが楽にできることが必要である．歩行はできても立ち上がりが困難な場合は，自分で歩行しようとしないため，しだいに機能が低下し，寝たきりになることが多い．家庭での歩行訓練は重要であると同時に，立ち上がり訓練も行うよう指導する．

転倒経験者はそれだけで転倒予備軍とみなされる．事実，複数転倒者は多い．転倒には十分気をつけるのは無論であるが，手すりの設置，床の材質(畳は転倒しても骨折を起こしにくい)，また最近では骨折予防の装具として下着のようで装着感のいいものも市販されている．転倒予防と同時に環境整備を考えることも大切である．

148　第2章　各疾患のリハビリテーション

7．スポーツ傷害

　打撲，骨折，捻挫，末梢神経損傷，脊髄脊椎損傷，脳損傷など一般外傷が起こりうるが，頻度からいえば手指，足関節，膝関節，肩関節に多い．

　スポーツ特有のものとしては，急に大きな力が骨関節に働いて骨折・脱臼などを起こすスポーツ外傷(急性外傷)と，繰り返す過度のストレスが骨関節を障害するスポーツ障害(慢性外傷，例として過用症候群)がある．代表的なものを示す．

1）スポーツ外傷（急性外傷）

（1）肩の障害（柔道，スキー，ラグビー，野球など）

肩関節脱臼，肩鎖関節脱臼などがある．

（2）手指の障害（球技，ボクシングなど）

突き指，母指CM関節脱臼骨折(Bennett骨折)，環・小指中手骨頸部骨折(ボクサー骨折)がある．

（3）骨盤・股関節から大腿の障害（サッカー，陸上競技など）

上・下前腸骨棘剥離骨折，肉離れ(muscle strain)．

（4）膝関節から下腿の障害（柔道，バレーボール，スキー，ラグビー，サッカー，水泳など）

前十字靱帯・内側側副靱帯損傷，下腿骨骨折などを生じる．

（5）足関節から足部の障害（サッカー，テニス，剣道，バドミントン，バレーボールなど）

アキレス腱断裂，足関節捻挫，第5中足骨基部骨折など．

2）スポーツ障害（慢性外傷）

（1）肘の障害

① 投球動作

内側上顆炎内側靱帯損傷，離断性骨軟骨炎，骨棘形成などを生じる．

② テニスなど

テニス肘(上腕骨外側上顆炎)が典型的であるが，ゴルフなどでも起こる(ゴルフ肘)．内側上顆炎，外側上顆炎を起こす．

（2）肩の障害

投球投擲(てき)動作や水泳で起こる(野球肩，水泳肩)．腱板炎，二頭筋腱炎，三頭筋腱炎，滑液包炎など．

E．骨関節疾患のリハビリテーション **149**

（3）膝の障害

① ランニング（ランナー膝）

腸脛靱帯炎，鵞足炎，オスグッド（Osgood）病，滑膜ひだ（タナ）障害，膝蓋軟骨軟化症，離断性骨軟骨炎，脛骨疲労骨折など．

② 跳　躍

ジャンパー膝（膝蓋靱帯炎）など．

（4）足関節・足部

① ランニング

アキレス腱炎，脛骨筋腱炎，腓骨筋腱炎，足底筋腱炎，有痛性外脛骨，踵骨棘，中足骨疲労骨折など．

② 跳　躍

アキレス腱炎，脛骨筋腱炎，腓骨筋腱炎，踵骨痛，中足骨痛など．

（5）その他

腰椎分離症，膝半月板損傷，脛骨過労性骨膜炎（シンスプリント）など．

スポーツリハビリテーションの目的は，①治療期間の短縮，②損傷部位への対応と健常部位の廃用予防，③心理的不安の解消と意欲向上，そして④早期のスポーツ復帰である．表 2-11 にそのポイントをまとめた．

スポーツ傷害治療の特徴は，スポーツ復帰を前提とする場合である．外科的治療や保存的治療（安静固定）のどちらが行われるにしても，主治医からの指示に従い，スポーツ特性に合った早期のリハビリテーションとの組み合わせが大切であることはいうまでもない．

表 2-11　スポーツリハビリテーションのポイント

急性期アプローチ
損傷部位の局所的安静不動化と疼痛管理，廃用予防
健常部位の関節可動域・筋力等の廃用予防とフィットネス維持
心理サポート・支援による不安の解消と信頼の獲得
回復期アプローチ
損傷部位の関節可動域・筋力の改善
健常部位の関節可動域・筋力の回復
総合的フィットネスの向上
身体的協調性とスピード運動への回復
心理的アプローチによる反応への対処と訓練意欲の向上
復帰期アプローチ
再開時期および運動レベルの判断
安全性の検討と危険回避
再受傷および新たな障害発生の予防

F. 関節リウマチのリハビリテーション

1) 関節リウマチ(rheumatoid arthritis；RA)とは

　関節リウマチ(RA)は関節炎症を主とする全身疾患であり，膠原病の1つである．何らかの原因で生じる自己免疫の異常により，関節滑膜破壊による多発性関節炎が生じ，寛解と増悪を繰り返して関節破壊・変形が進行する(図2-51)．

　近年，原因の一端が解明され，罹患関節中に増加したサイトカインにより誘導された多量の破骨細胞が，骨吸収を促進して関節を破壊していく．治療も抗サイトカインに基づく生物学的製剤が新出しており，それにあわせた薬物療法・整形外科的手術(関節鏡)・リハビリテーションの組み合わせが治療として大きく進化している．関節以外にも全身症状(発熱，体重減少，食欲不振，貧血等)や腱，皮膚，眼，肺などの障害も起こりうる．

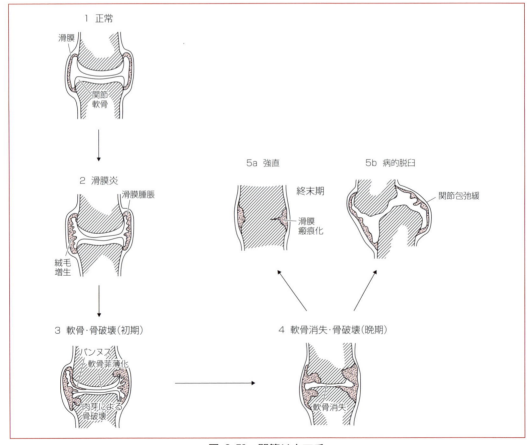

図 2-51　関節リウマチ

表 2-12 ACR の関節リウマチ診断基準

1. 朝のこわばり（1時間以上）
2. 3カ所以上の関節腫脹
3. 手関節，手指の MCP 関節・PIP 関節の腫脹
4. 対称性の関節腫脹（MP 関節・PIP 関節は完全に対称でなくともよい）
5. リウマチ結節
6. リウマチ因子陽性
7. 典型的な X 線像（両手関節から両手指の正面像）

注1）7項目中4項目が当てはまれば関節リウマチと診断する
注2）1〜4の項目は6週間以上持続していること

　診断は米国リウマチ学会（American College of Rheumatology；ACR）の関節リウマチ診断基準（表 2-12）が用いられてきたが，早期診断が難しい，項目の重みづけの問題等で，2010 年に ACR と欧州リウマチ学会（EULAR；European League Against Rheumatism）が新診断基準を発表した（図 2-52）.
　一方，病期および進行評価には，Steinbrocker 分類（表 2-13，14）が有名だが，それぞれ4段階という大まかな分類のため，最近ではより正確な疾患活動性の評価法が使用されている〔ACR コアセット（表 2-15），DAS28，その他 SDAI，上肢機能評価（DASH）など〕.

2）評　価

（1）関節障害

①　腫脹・疼痛・発赤などの炎症症状

リウマチの活動性が高まっていることを意味する．朝のこわばり（morning stiffness）もリウマチの特徴を表現している．

②　関節可動域

疼痛の自制内で測定する．関節や腱の破壊に注意する．

③　変　形

リウマチは特有の変形を示すことが多い（表 2-16）．手（PIP，MP 関節）や足からの変形が初発であることが多い（図 2-53）.

（2）筋　力

リウマチでは握力が一般の握力計では測定できないほど弱いことが多く，また動作に痛みも伴うため，血圧計のカフをたたんで握りやすくしたものに，あらかじめ 20 mmHg まで空気を満たしたものを握らせ圧を測り，筋力評価値として代用するとよい.

（3）日常生活活動（ADL）

下肢では移動動作や立ち上がり動作の障害，股関節障害では和式トイレの使用や靴下

RAの新診断基準（ACR/EULAR, 2010）

- ①1カ所以上の関節に明確な臨床的滑膜炎（腫脹）がみられる，②滑膜炎をより妥当に説明する他の疾患がみられない．の2つを満たす患者について，
- 以下のA～Dのスコアを加算する．
- スコアの合計点が6点以上→関節リウマチと判定．

A．罹患関節（腫脹または疼痛のある関節数）	スコア
大関節*1カ所	0
大関節2～10カ所	1
小関節**1～3カ所（大関節の罹患の有無を問わない）	2
小関節4～10カ所（大関節の罹患の有無を問わない）	3
11カ所以上（1カ所以上の小関節を含む）	5
B．血清学的検査（分類には1回以上の検査結果が必要）	
RF陰性***かつACPA****陰性	0
RF低値陽性またはACPA低値陽性	2
RF高値陽性またはACPA高値陽性	3
C．急性炎症反応（分類には1回以上の検査結果が必要）	
CRP正常かつESR正常	0
CRP異常またはESR異常	1
D．症状の持続	
6週未満	0
6週以上	1

*大関節＝肩，肘，股，膝，足関節
**小関節＝MCP，PIP（IP），MTP（第一趾を除く），手関節　　***RF＝リウマチ因子
****ACPA＝抗シトルリン化ペプチド抗体（抗CCP抗体），RFよりもACPAの方が早期のRAでも感度が高い
Aletaha D. et al.：2010 Rheumatoid arthritis classification criteria：an American College of Rheumatology/European League Against Rheumatism collaborative initiative. Arthritis Rheum. 62(9)：2569-81, 2010.　引用改変

図 2-52　関節リウマチの新しい診断基準
（2010年米国リウマチ学会・欧州リウマチ学会）

の着脱困難が起こる．

　上肢では手指変形による手指動作の障害，肘と肩の障害はリーチの障害や更衣動作の障害が起こる．

（4）QOL

Arthritic impact measurement scales 2（AIMS2）がよく用いられる．

F．関節リウマチのリハビリテーション　**153**

表 2-13　スタインブロッカー（Steinbrocker）の病期分類

Stage Ⅰ（初期）
* ＊1．Ｘ線検査上骨破壊像がない
* 　2．Ｘ線検査上オステオポローシスはあってよい

Stage Ⅱ（中期）
* ＊1．Ｘ線検査上オステオポローシスがある．軽度の軟骨下骨の破壊はあってもなくてもよい．軽度の軟骨破壊があってよい
* ＊2．関節変形はない．関節可動域の制限はあってよい
* 　3．関節近傍の筋萎縮を認める
* 　4．リウマチ結節，腱鞘炎などの関節外軟部組織の病変はあってよい

Stage Ⅲ（進行期）
* ＊1．Ｘ線検査上，軟骨および骨破壊性変化がある
* ＊2．亜脱臼，手の尺側偏位，関節過伸展などの関節変形がみられるが，線維性または骨性強直はみられない
* 　3．広範な筋萎縮を認める
* 　4．リウマチ結節，腱鞘炎などの関節外軟部組織の病変はあってよい

Stage Ⅳ（末期）
* ＊1．線維性または骨性強直が存在する
* 　2．Stage Ⅲの項目を満たす

＊：必須項目

表 2-14　スタインブロッカー（Steinbrocker）の機能分類

Class Ⅰ：不自由なく日常生活を送ることができる
Class Ⅱ：普通の活動を何とかできる
Class Ⅲ：自分の身の回りのことはなんとかできる
Class Ⅳ：寝たきり，または車椅子の生活

表 2-15　ACR コア・セット

1．圧迫関節数：68 関節の圧痛関節痛
　顎（2）胸鎖（2）肩鎖（2）肘（2）手（2）MCP（10）母 IP（2）DIP（8）
　PIP（8）股（2）膝（2）足（2）足根（2）MTP（10）母趾 IP（2）PIP（8）
2．腫脹関節数：66 関節の腫脹関節数
　上記 68 関節のうち股関節を除いた 66 関節
3．患者による疼痛評価：100 mm スケールを用いた VAS など
4．患者による全般活動性評価：100 mm スケールを用いた VAS など
5．医師による全般活動性評価：100 mm スケールを用いた VAS など
6．患者による運動機能評価：mHAQ などを用いる
7．急性反応物質の測定：赤沈または CRP

注1）たとえば項目 1（圧痛関節数）と項目 2（腫脹関節数）の双方が○％以上改善し，残り 5 項目のなかで 3 項目以上がそれぞれ○％の改善をみた場合 "ACR ○％達成" という．
注2）VAS；Visual Analog Scale
注3）mHAQ；Modified Health Assessment Questionnaire

表 2-16　RA によってみられる変形の例

手	：MP 関節の尺側偏位と掌側脱臼，スワンネック変形（PIP 過伸展，DIP 屈曲），ボタン穴変形（PIP 屈曲，DIP 過伸展），母指の Z 変形（duck-neck 変形），ムチランス変形（PIP，MP の離断短縮型）
手関節	：掌側脱臼，尺骨の脱臼
膝	：外反膝，X 脚
足部	：外反扁平足，外反母指，槌指・かぎ爪指
頸椎	：環軸関節亜脱臼

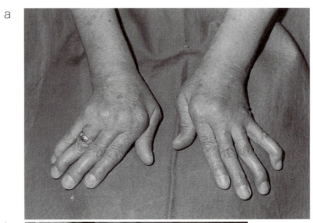

a

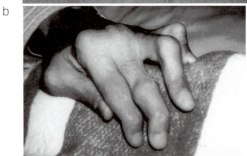

b

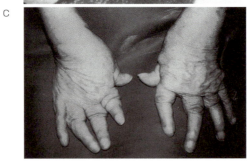

c

図 2-53　リウマチによる手の変形
a．MP 関節の尺側偏位，母指の Z 変形，左第 4，第 5 指のスワンネック変形がみられる
b．示指，中指にスワンネック変形，環指，小指にボタン穴変形がみられる．
c．ムチランス変形を示す．特に右手に著明なように，手指関節の破壊と骨吸収により手指が短くなっている．
(最新リハビリテーション医学．p229, 1999 より抜粋)

F．関節リウマチのリハビリテーション **155**

表 2-17　Health Assessment Questionnaire(HAQ)と Modified HAQ(mHAQ)

各項目を 1．困難なく可能，2．やや困難，3．非常に困難，4．不可能の 4 段階で評価する
(0〜4 点)

●HAQ

更衣と整髪
　1．靴紐結びとボタンかけを含む更衣動作
　2．洗髪

起居動作
　3．手すりのない椅子からの起立
　4．ベッドへの出入り

食　事
　5．肉を切る
　6．コップを口まで持っていく
　7．新しい牛乳カートンを開ける

歩　行
　8．平地の外出歩行
　9．5 段の階段昇降

整　容
　10．全身を洗って拭く
　11．浴槽の出入り
　12．便座の着座と立ち上がり

物を取る
　13．頭上にある 5 ポンドの物を取って降ろす
　14．床上の着物をしゃがんで拾い上げる

把持動作
　15．車のドアーを開ける
　16．以前開けられたジャーを開ける
　17．水道の蛇口の開閉

その他
　18．店に買い物に行く
　19．車からの乗り降り
　20．掃除や庭仕事のような雑用

●mHAQ
　上記の 1，4，6，8，10，14，17，19 の 8 項目

（5）リウマチの活動性(表2-17)

ACR コアセット，mHAQ，DAS28 などを用いる．

また，朝のこわばり(分)，関節の状態，血液中の炎症所見(CRP，赤沈値，白血球)も重
要である．活動性の高いときは痛みも強く，ADL は介助量が増加する．

（6）関節リウマチ周辺疾患の存在

関節症状に加え周辺疾患ごとの特徴をとらえることが大切である．悪性関節リウマチ
〔全身壊死性血管炎(神経・皮膚・心・肺(胸膜)・腸等)→出血傾向〕，シェーグレン症候
群(口内乾燥・乾燥性角結膜炎)，強直性脊椎炎(仙腸関節炎・竹状脊椎)，Reiter 症候群

（尿道炎・結膜炎），カプラン症候群（塵肺），Felty 症候群（脾腫・白血球減少）等がある.

3）リハビリテーション

リウマチの活動性により，活動期と非活動期に分けてリハビリテーションを行う．その際には，過用症候と薬物副作用に注意する．原則は，炎症・疼痛の鎮静と障害の悪化に対する予防または改善であるといわれてきたが，近年はこれらに加えて，薬物療法により寛解，あるいは疾患低活動性になった関節・身体機能・ADL に対するマネジメントが重要視されている.

急性関節炎症のあるリウマチ活動期には安静が必要である．関節の安静のためスプリントを用いるのもよい．この時期でも医師の指示により1日に1度は軽い自動運動，または自動介助運動を行うこともある．訓練の前に消炎鎮痛剤を服用するなどの工夫が必要な時期でもある.

一方，リウマチ非活動期の治療の目的は，ADL・関節機能の向上と変形の予防である．基本的な訓練として温熱療法（ときに寒冷療法）を行ってから，関節可動域訓練，筋力維持あるいは寛解例には筋力強化訓練（関節に負担の少ない等尺性運動）を行う．手指のような小関節では，関節の破壊が容易に起こるので愛護的に扱う．他に，水（プール）治療，リウマチ体操がある.

作業療法は ADL アプローチを中心に行うのが現実的である．手指のスワンネック変形・ボタン穴変形・尺側偏位はよくみられる変形である．その他，母指の Z 変形，手関節の掌側脱臼などが起こりうる．また手関節部で伸筋腱の断裂を起こすことがある（図2-53）.

足部は関節（中足指節関節）部の痛み，外反母趾，足根骨の破壊や変形などがみられる．この場合，靴の工夫が必要となる．杖は手指と手関節に負担がかかるようであれば，肘杖（プラットフォーム杖；前腕で支持して杖をつく）の使用が必要となることもある.

自助具は ADL 自立と関節保護，技術獲得の目的で用いる（図2-54）．水道の栓回しのように弱い握力を補うもの，長柄のくしやリーチャーなどのようにリーチの障害を補うものがよく用いられている．簡単なひっかけ棒なども使用頻度が高く，かなりの動作がこなせる．立ち上がりに困難を生じることが多く，車椅子のシートや便座は高めにするとよい.

4）生活指導

リウマチの病態は千差万別で障害度やその寛解度，そしてリウマチの活動性に応じた生活指導が必要である．慢性に経過する疾患であるので，機能維持と心理的サポートを含めた長期的な関わりが必要である．原則として以下のようなことに注意する.

F. 関節リウマチのリハビリテーション

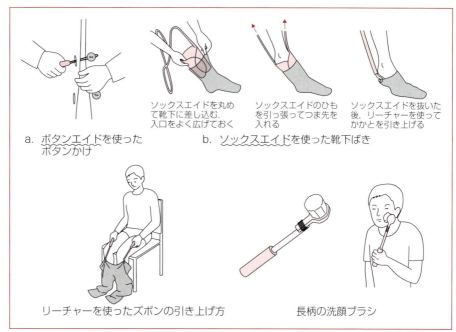

図 2-54 リウマチのリハビリテーションにおける自助具

① リウマチの活動性が高い場合は安静が必要であるが，この間に変形や拘縮が急に進むことがあるので注意すること．

② 歩行と移動については立ち上がり能力をできるだけ維持すること．立ち上がりが困難であると歩行の機会が減り，歩行困難となってしまう場合が多い．

③ 日常生活活動では，握力が弱く手の変形をきたしやすいので，自助具などを上手に利用し，手指への負担を軽減する方法（関節保護技術）を指導することである．ポイントは，①小関節や荷重関節への負担軽減，②疼痛の少ない動作，③エネルギー消費の効率化，である．また家事動作などは耐久力を考慮した方法を指導する．たとえば調理中は椅子を使う，物を運ぶときにはワゴンを使う，机は高くしないなどである．

④ 疼痛増強による抑うつ的気分に対して，不安や悩みを傾聴して心理的アプローチを行う．

G. 末梢神経障害のリハビリテーション

1）末梢神経障害とは

（1）局所的な障害

切創，骨折，牽引などによる直接の外傷や局所的な圧迫による障害である．外傷が重度の場合は神経が切断されて連続性が失われている場合もある．圧迫は腫瘍による圧迫で起こることもある．また解剖学的に，神経の走行経路に筋・腱・骨などによる圧迫を受けやすい部位があり，日常的な動作の繰り返しで障害が起こることがある．絞扼性神経障害とよばれている．

（2）多発性神経障害

末梢神経の広範囲の障害である．一般に四肢末梢部に，より麻痺が強い．知覚も末梢部の障害が強く，手袋足袋型（glove and stocking type）の知覚障害を起こす．糖尿病性末梢神経障害はその例である．

2）末梢神経障害の原因と癒着

末梢神経障害の原因はさまざまである（表2-18）．また，その病態は図2-55のように，軸索変性（軸索が侵される），脱髄（髄鞘が侵される）とワーラー変性がある（末梢神経の障害部位により，それより遠位が神経細胞から分離されて変性してしまうもの）．さらに，外傷性分類にはセドン分類とサンダーランド分類がある（表2-19）．

表 2-18 末梢神経障害（ニューロパチー）の原因

外傷：切創，圧迫，絞扼，牽引，阻血，熱傷，感電，放射線など
化学的：鉛中毒，有機溶剤，ある種の薬剤など
炎症：ギラン・バレー症候群（Guillain-Barré syndrome）など
代謝性：糖尿病，尿毒症（透析等），ビタミン欠乏症，慢性アルコール中毒など
遺伝性：シャルコ-マリ-トゥース病（Charcot-Marie-Tooth disease）など
悪性腫瘍による2次的な神経炎
神経腫瘍
その他

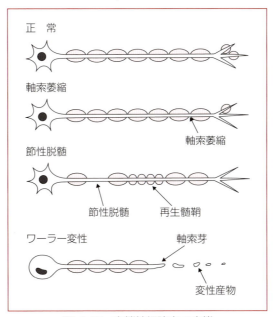

図 2-55 末梢神経障害の病態
(最新リハビリテーション医学．p263, 1999 より一部改変)

表 2-19 セドン分類とサンダーランド分類

セドン分類	サンダーランド分類	特　徴
神経遮断 (neuraproxia) ワーラー変性(－)	stage 1	局所伝導障害(＋)
軸索断裂 (axonotmesis) ワーラー変性(＋)	2	神経内膜保持
	3	神経周膜保持
	4	神経外膜保持
神経断裂 (neurotmesis) ワーラー変性(＋)	5	神経幹断裂

3）評　価

末梢神経障害は，その構成から考えて，運動，感覚，自律神経を評価することが大切である．

（1）運動障害

麻痺，筋力低下，筋萎縮がみられる．変形，関節拘縮もしだいに起こってくる．

（2）感覚障害

表在感覚(痛覚，温覚，触覚など)，深部感覚(位置覚，振動覚など)，複合感覚(2 点識

別覚，立体覚など）を調べる．知覚脱失者では熱傷，外傷がよくみられる．再生部のティネル徴候（Tinnel's sign：再生部位の叩打により，痛みがその神経支配領域に放散する）も参考にする．

（3）自律神経障害

麻痺域の皮膚の循環障害，起立性低血圧，排尿障害，発汗障害が起こる．腫脹，疼痛などを伴うことがある．

（4）電気診断

神経伝導速度検査では，障害された神経の伝導速度の低下または伝導のブロック（振幅の低下）がみられる．また，筋電図検査では，障害された神経の支配筋において安静時脱神経電位（fibrillation potential）などがみられる．

4）治療とリハビリテーション

まず原因となっている物質，圧迫，疾患を探索し，治療する．初期には安静，神経保護剤（ビタミンB群，血行改善剤）が用いられる．

神経が切断されていれば適応により神経縫合術が行われる．この場合，神経縫合後の回復には時間がかかる．神経の回復速度は1日1mmから数mmといわれているが，実際に機能獲得まではさらに時間がかかる．神経回復の見込みがなければ，腱移行術による機能の再建が行われる．

理学療法・作業療法としては次のようなものが行われるが，末梢神経障害の原因が内科的疾病であっても整形外科的外傷であっても，リハビリテーションの開始時期決定には十分注意する．また，施行の際には痛覚過敏などにも留意する．

① 変形，拘縮，廃用などの合併症の予防

ポジショニング，関節可動域訓練，装具の装着など．

② 低周波電気刺激

筋萎縮予防，痛みの軽減などに有効である．

③ 自動介助運動，抵抗運動

筋力に応じて行う．筋の再教育，筋力強化効果がある．過用症候に注意する．作業療法として作業種目をうまく選択すると効果がある．MMT（p22参照）で0，1の時は筋電図バイオフィードバック（筋収縮が得られると，貼付された電極よりピックアップされて，機械の目盛針や音として out put される，p54，図1-17参照）を用いた筋再教育が用いられる．

④ 感覚訓練

振動覚，2点識別覚，立体知覚の訓練を行う．作業療法として知覚再教育訓練を積極的に行うべきである（図2-56）．

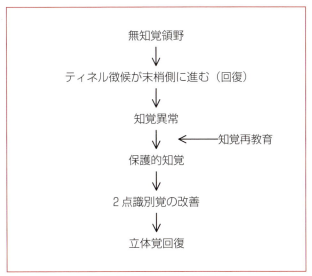

図 2-56 知覚再教育の効果

⑤ ADL 訓練

片手動作，利き手交換，自助具の使用の検討も行う．

5）各末梢神経麻痺の特徴

（1）上　肢

① 正中神経障害

母指対立の障害が起こる．猿手とよばれるが，不自由であれば対立副子(p67, 図 1-24 参照)を装用する．

② 尺骨神経障害

軽い 4, 5 指の鷲手と手内筋の萎縮(とくに第 1〜第 2 指間の筋萎縮)が起こる．鷲手変形が強くなるようであればナックルベンダー型副子(knuckle bender splint)を装着する(図 2-57)．

③ 橈骨神経麻痺

種々の原因で起こるが，特異的なものは上腕部での圧迫による麻痺である．この部で橈骨神経が骨に接して走っているため圧迫障害を受けやすい．またこの部では注射による麻痺や骨折に合併する麻痺も起こりやすい．

下垂手を起こし，コックアップスプリント(cock-up splint)，トーマススプリント(Thomas splint)などの適応がある(図 2-58)．

④ 尺骨神経，正中神経合併障害

外傷などにみられる．手の手内筋の拘縮と，示指から小指の MP 関節過伸展，IP 関節

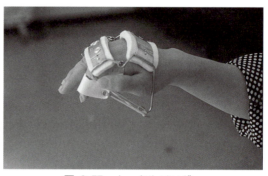

図 2-57　ナックルベンダー
高度の鷲手変形の MP 関節屈曲位保持に用いる．
装具を装着し手指の運動も可能である．

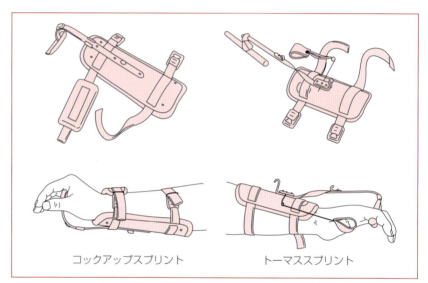

図 2-58　コックアップスプリントとトーマススプリント

屈曲がみられる．関節可動域訓練，低周波，機能的作業療法，片手動作などの ADL 訓練が必要となる．ナックルベンダーを用いる．

（2）下　肢

① 坐骨神経障害

脛骨神経障害（下腿後面の屈筋群，足底母趾外転筋および内在筋群と足底知覚が障害される）と総腓骨神経障害（②）とを合わせた症状を呈する．膝の屈曲と足関節の底背屈ができなくなる（下垂足）．短下肢装具を用いる（図 2-59）．反張膝傾向には装具の足部を少し背屈位にしておくとよい．

② 総腓骨神経障害

末梢神経麻痺のなかでもっとも多い．腓骨骨頭部での圧迫障害が多く，下垂足を起こ

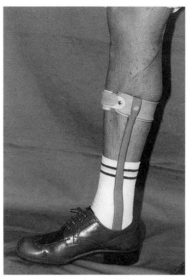

図 2-59 下垂足に装着した短
　　　　下肢装具
内側単支柱型

す．

　ギプスによる圧迫や，足を組んでいただけで起こることもある．

　低周波治療を行いながら経過をみればよいが，回復に時間がかかるようであれば靴べら型装具などを作製する（装具については p68，図 1-25 参照）．

（3）その他の種類の末梢神経麻痺

① 多発性神経炎

　中毒や薬剤，糖尿病などにより起こる．原因の除去および治療により，回復がみられることもある．四肢末梢に症状が強く手内筋の萎縮と鷲手変形を起こして，MP 関節過伸展位となりやすい．強ければスプリントを装用する．程度により夜間用のみでもよい．

② ギラン・バレー（Guillain-Barré）症候群

　かぜ症状などの前駆症状に引き続き起こる多発性根神経炎で自己免疫の機序が考えられている（軸索型と脱髄型）．運動麻痺症状が主体であり，上行して呼吸筋を侵すこともあるが，しだいに回復する．一般に予後はよいが，重症例では麻痺を残す．リハビリテーションは過用症候に注意して，急性期は廃用予防，回復期には筋力訓練，低周波治療，歩行・ADL 訓練へとすすめる．下垂足にはプラスチック装具などを用いる．筋力が回復すれば装具は不要となる．

③ 脊髄前角の障害

　脊髄前角の運動神経細胞が障害されると，末梢の筋萎縮が生じ，運動障害を起こしてくる．代表的疾患として，脊髄性小児麻痺（ポリオ），筋萎縮性側索硬化症（ALS；

amyotrophic lateral sclerosis．ただし ALS は中枢神経である上位ニューロン障害を含む）などがある．純粋な運動神経の疾患であり，知覚障害を示さないのが特徴である．障害進行・レベルに沿って，過用に配慮してリハビリテーションを行う．

④ 腕神経叢障害と分娩麻痺

腕神経叢障害は外傷（交通事故，とくにオートバイ事故による牽引）によるものが多い．とくに牽引により神経根が脊髄から引き抜かれてしまった場合（引き抜き損傷）は予後不良である．損傷神経根のレベルにより，上位型（Erb 型），下位型（Klumpke 型），全型に分ける．

ⓘ 上位型：第5〜第7頸神経根の障害で，上肢の挙上，肩の外転，肘の屈曲，手の回外と伸展が制限される．手指の機能は比較的よい．

ⓘⓘ 下位型：第8(7)頸神経根から第1胸神経根の障害で，肩肘の機能はよいが手指の機能が悪い．

ⓘⓘⓘ 全 型：腕神経叢すべての障害で，上肢機能はまったくない．

腕神経叢麻痺の治療は回復に長期間かかるので，拘縮と筋萎縮予防のため関節可動域訓練と低周波刺激を行う．その際は，痛覚過敏に留意する．また健側手動作訓練を含むADL 訓練を行う．6カ月以上たっても回復徴候のまったくみられない腕神経叢障害は，肋間神経移行術などで，ある程度の機能（肘屈曲など）の再建は可能である．

分娩麻痺は出産時の障害による腕神経叢障害である．軽症例ではすみやかに回復するが，重症例では変形や発育障害が残る．分娩麻痺治療の特徴は成長発達の障害を伴う点である．麻痺手は小さく短くなり，外見も悪い．訓練は拘縮の予防だけでなく，両手動作の遊びを取り入れた訓練やストレッチにより，できるだけ麻痺肢に刺激が加わるよう根気よく行う必要がある．また回復の望みのない場合，比較的早期の神経移行術が行われることもある．変形が強くなるようであれば，ナックルベンダーを装着する．

6）生活指導

（1）外傷や熱傷の回避

感覚が鈍麻しているので，家庭内や職場では外傷，とくに切創やタバコによる熱傷に気がつかないことがあるので，十分注意させる．

（2）変形予防

筋のアンバランスにより，変形が生じてくる．また麻痺筋が過剰に伸張されてしまって筋の変性を助長する．装具の使用が必要となる．

（3）心理的サポート

末梢神経は長時間にわたって回復するので，治療の継続には欠かせない．

H. パーキンソン病のリハビリテーション

1）パーキンソン病とは

中年以降に発症し，筋強剛（固縮），振戦，寡動の3主徴，および姿勢保持障害などを示す疾患である（図2-60）．黒質線条体系の変性によるドパミンの減少がその原因と考えられている．

脳血管障害や薬物の影響で同様の症状を発症するが，この場合はパーキンソン症候群と呼ばれる．

発症は片側性の症状（振戦など）で始まる．上記4つの症状に加速度歩行，すくみ足，mask-like face（仮面様顔貌）も生じ，数年単位でしだいに進行し，10年程度経過すると寝たきりになることも多い．パーキンソン病の進行の程度は日常生活障害として表現するのが臨床的に用いられる．そのためにはヤール（Yahr）のステージ分類と生活機能障害度（厚生労働省）がよく用いられる（表2-20）．

自律神経障害が起こり，排尿障害や嚥下障害，起立性低血圧もみられることがある．また進行すると認知症を随伴することもあり，誤嚥性肺炎（むせのない誤嚥も多い）も含めて総合的なケアの必要な疾患である．

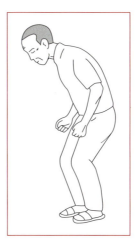

図2-60 パーキンソン病患者の前傾前屈姿勢

166 第2章 各疾患のリハビリテーション

表 2-20 パーキンソン病におけるヤール(Yahr)の重症度分類

重症度分類		生活機能障害度
ステージⅠ	症状は片側に限定，機能障害はないかあってもわずか	Ⅰ度：日常生活や通院にほとんど介助を要しない
ステージⅡ	症状は両側性あるいは体幹，バランスの障害はない	
ステージⅢ	立ち直り反射の障害．バランスの不安定性は，患者が立位で方向を変えるとき，あるいは両足をそろえた閉眼立位で押されてバランスがくずれたとき，明らかになる．機能的には，ある程度は活動が制限されるが，職業によっては仕事は継続できる．日常生活は自立，能力低下は軽度ないし中等度	Ⅱ度：日常生活や通院に介助を要する
ステージⅣ	重症の能力低下．患者はひとりで立ち，歩けるが，日常生活活動では無能の状態にある	
ステージⅤ	介助なしでは，ベッド上あるいは車椅子生活になる	Ⅲ度：日常生活に全面的な介助を要し，歩行・起立不能

(Hoehn et al. 1967 より一部改変)

2）治療とリハビリテーション

治療の基本は薬物療法によるコントロールと進行度に応じたリハビリテーションによる生活維持・改善である．近年，薬物療法はたいへん効果的になったが，しだいに効果時間が少なくなったり(wearing off)，急激に症状が悪化したり回復したりする(on and off)現象がみられることがあり，注意が必要である．

運動障害は，基本的に振戦，筋強剛(固縮)による鉛管現象や歯車現象がみられるが，生活面では寡動，動作保持の障害の影響は大きい．姿勢もしだいに前屈姿勢となる．バランスを崩しやすく，転倒の危険も進行とともに大きくなる．

リハビリテーションの実際は，ヤール分類などに応じて施行される．

① ステージⅠからⅡのリハビリテーション

ROM の維持と姿勢矯正，心肺機能低下予防のためのホーム・プログラムの指導が中心となる(ADL 低下や転倒の予防を含む)．表情筋訓練(図 2-61)．

② ステージⅢのリハビリテーション

上記訓練に加えて，肩，肘，股，膝の ROM 訓練，寝返り，起き上がり等基本動作訓練を行う．歩行訓練(図 2-62)は視覚効果(線またぎ)・聴覚効果(メトロノーム・声によるリズム)を利用し，腕の振りを強調させ，両脚を広げて方向転換(図 2-63)・歩行停止を重点的に指導する．また構音訓練も必要である．

③ ステージⅣのリハビリテーション

ROM 訓練を強化するとともに，呼吸訓練，言語訓練，歩行補助具の導入，自助具の導入や衣服の工夫，家屋の改造などを行い，ADL の介助量を減少させる．

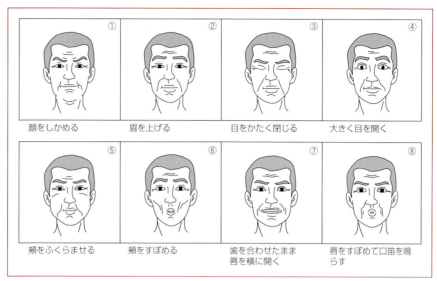

図 2-61　表情筋訓練

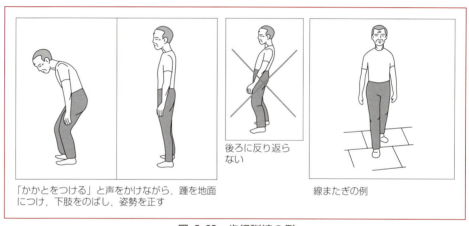

図 2-62　歩行訓練の例

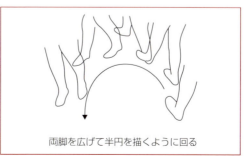

図 2-63　方向転換

④　ステージVのリハビリテーション

上記③の ADL アプローチに加え，拘縮，褥瘡予防の ROM 訓練，体位変換を行う．嚥下障害は silent aspiration（むせのない誤嚥）があるため，適宜嚥下造影検査による評価と対策をする．

なお，療法別には以下のとおりである．

（1）理学療法

基本的なリハビリテーションとして，全身のリラクゼーション，四肢体幹の伸展方向への関節可動域訓練，寝返りや起き上がりの基本動作訓練，歩行訓練や方向転換，バランス訓練を継続的に行う必要がある．歩行開始時に足がうまく出ないことも多く，手を振る，声かけなどを利用したり，床に引いた線をまたぐなど，リズミカルに行うように指導するのが大切である．ある程度進行すると呼吸機能も低下するので，胸郭のストレッチや呼吸訓練を継続する．

（2）作業療法

前屈姿勢となりやすいので，姿勢よく両手を上後方に大きく使う作業を行う．書字は小さくなりやすい（小字症）ので大きな字をリズムよく書くように指導する．呼吸訓練として歌の訓練なども大変よい．ADL 各項目へのアプローチを行い，介助量を軽減させる．

（3）言語訓練，嚥下訓練

呼吸機能が低下し発話も小さくなり，構音障害を呈し，初期には語音明瞭度も低下する．構音訓練・朗読や呼吸訓練が重要である．

嚥下障害は進行するとみられ，誤嚥性肺炎を起こしやすい．食材の工夫なども必要であり，silent aspiration（むせのない誤嚥）もよくみられるため，家族も含めた摂食嚥下アプローチを行う．

こうした薬物・リハビリテーションの効果を評価するため，近年 UPDRS（Unified Parkinson's Disease Rating Scale）が用いられる．

3）リスク管理とアフタケア

服薬がきちんと守られていることが大切である．日常生活場面では転倒には十分気をつけなければならない．転倒は予防すべきであるが，生きがいのある生活には移動は大切であるし，転倒はかならず起こるということも考えて対処する必要がある．その意味では環境の整備もまた重要である．大転子部に装着する骨折予防の装具（下着タイプ）も有効と考えられる．

嚥下障害や排尿障害，起立性低血圧，進行した場合の認知症発症などは日常生活のうえで配慮の必要な随伴症状である．

I．呼吸器疾患のリハビリテーション

　呼吸器疾患による換気障害は，おもに気道の閉塞によって起こる閉塞性障害（肺気腫など）の慢性閉塞性肺疾患（chronic obstructive pulmonary disease；COPD）と，肺および胸郭の拡張不全によって起こる拘束性障害（神経筋疾患や高位脊髄損傷，肺線維症，胸部手術後など），両者を合併する混合性に分けられる（図2-64）．

1）リハビリテーションの意義

　慢性閉塞性肺疾患（肺気腫など）は，リハビリテーションの対象となる呼吸器疾患の代表である．拘束性肺疾患も，リハビリテーションのよい適応があり，前者と同様なリハビリテーションが行われることが多い．単に呼吸機能の補助だけでなく，体位排痰や運動療法も必要であり，ホームケアや日常生活を含めた幅広い援助が必要である．

　リハビリテーションの目的は，①効率のよい換気（O_2・CO_2交換）を図ること，②気道分泌物の排泄を促すこと，である．①では横隔膜（腹式）呼吸を促通して〔努力性（呼吸補助筋）呼吸を減じて〕1回換気量を増加させ，②では排痰などの肺理学療法を行うことが重要である．そしてゴールとしては，①②の結果，ADLや社会生活ならびにQOLの向上につなげていくことである．とくに在宅酸素療法（Home Oxygen Therapy；HOT）施行時の活動量と酸素投与量の調節と決定にリハビリテーションが大きな役割を果たす．

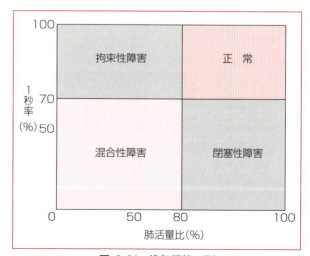

図2-64　換気機能の型

170 第2章 各疾患のリハビリテーション

2） 症　状

① 呼吸困難と呼吸不全

　呼吸困難とは，息切れのため一定の活動ができない状態．自覚的，他覚的なものであり，さまざまな行動が制限されることが多い．したがって，その症状としての「息切れ」の程度と動作量との関係が重要である．

　一方，呼吸不全は，血中酸素濃度と炭酸ガス濃度によって定義される（室内気吸入時の動脈血酸素分圧（PaO_2）が 60 Torr 以下，もしくはそれに相当する状態）．

　慢性呼吸不全とは，呼吸不全が 1 カ月以上続くものをいう．

② 喀痰の貯留

　炎症による多量の分泌物産生，および排出困難のため，肺や気管支内に貯留して換気を障害する．

③ 炭酸ガスの蓄積（CO_2 ナルコーシス）

　呼吸不全により炭酸ガスが蓄積すると，意識障害が出現する．

④ 全身状態と栄養状態の低下

　呼吸不全患者は，換気効率の低下による安静時エネルギー消費量の増加に基づく代謝亢進と，呼吸困難による食事摂取量低下を原因とする低栄養状態，その他運動不足による全身状態の悪化を合併していることが多い．したがって，体力が低下し，ADL や QOL が制限されるのはいうまでもない．また，チアノーゼやばち指を呈する．

3） リハビリテーション

（1） 呼吸運動のしくみ（p201〜202 参照）

　呼吸は胸郭と横隔膜の動きにより，胸腔が広がり陰圧を生じ，肺が膨らむことにより行われている．呼吸運動でもっとも大切なのは横隔膜である．

　安静時，吸気時に横隔膜は収縮し下方に下がる．呼気は胸郭や肺の弾性により元に戻り，筋の作用は不要である．深呼吸を行うと，吸気時には胸郭周囲の呼吸補助筋（胸鎖乳突筋，僧帽筋，大胸筋など）が収縮し，肋骨も前上方に上がり，胸郭は大きく広がる．このとき上部肋骨は前方へ，下部肋骨は側方へ広がる．努力性呼気時には腹筋群が力強く働く．さらに肺胞におけるガス（O_2・CO_2）交換は，図 2-65 のように肺胞と毛細血管の間で間質を介して行われる．したがって，気管閉塞・狭窄や肺の拡張不全など何らかの原因で肺胞まで酸素 O_2 が流入せず，肺胞から二酸化炭素 CO_2 が流出しなければ，ガス交換は障害される．

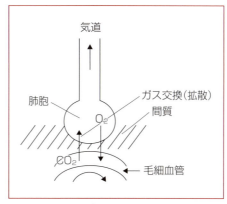

図 2-65　肺の微細構造の模式図

表 2-21　呼吸困難の程度によるヒュー・ジョーンズ分類
（ヒュー・ジョーンズ，Hugh-Jones）

程　度	症　状
Ⅰ度	同年齢の健康者と同様の労作ができ，歩行，階段の昇降も健康者なみにできる．
Ⅱ度	同年齢の健康者と同様に歩行できるが，坂，階段の昇降は健康者なみにはできない．
Ⅲ度	平地でさえ健康者なみに歩けないが，自分のペースなら1km以上歩ける．
Ⅳ度	休みながらでなければ，50m以上歩けない．
Ⅴ度	会話，着物の着脱にも息切れがする．息切れのために外出できない．

（2）評　価

①　呼吸困難の重症度分類

呼吸器障害は自覚的な息切れや呼吸困難を生じ，進行すると日常生活にも影響が及ぶ．その程度としては，ヒュー・ジョーンズ（Hugh-Jones）の重症度分類（表2-21）が一般的に用いられる（この呼吸困難はあくまでも自覚的なものである．一方呼吸機能そのものの障害である呼吸不全の程度は他覚的に血液ガス検査により決まる．たとえ呼吸困難がなくても呼吸不全が強いときは危険な状態であり，要注意である）が，近年，国際的にはMedical Research Council（MRC）スケール（表2-22）が標準となっている．また，呼吸数をはじめとするバイタルサインやADL・QOLをチェックすることは必須である．

②　運動耐容能テスト

6分間歩行テストは6分間に歩行可能な最大距離を測定する．簡便な方法であるがよく用いられる．トレッドミルなどを利用した最大酸素摂取量などの体力指標と相関する

表 2-22　MRC スケール

Grade 0	息切れを感じない
Grade 1	強い労作で息切れを感じる
Grade 2	平地を急ぎ足で移動する，または緩やかな坂を歩いて登るときに息切れを感じる
Grade 3	平地歩行でも同年齢の人より歩くのが遅い，または自分のペースで平地歩行していても息継ぎのため休む
Grade 4	約 100 ヤード（91.4 m）歩行したあと息継ぎのため休む，または数分間，平地歩行したあと息継ぎのため休む
Grade 5	息切れがひどくて外出ができない，または衣服の着脱でも息切れがする

ことが知られている．

③　肺機能テスト（スパイロメトリー）と換気機能（図 2-64）

・肺活量（vital capacity；VC）：最大吸気と最大呼気間に呼出しうる空気量である．％肺活量は標準値に対する百分率である．80％未満では拘束性換気障害といわれる．

・1 秒率：1 秒間に呼出しうる空気量の標準肺活量に対する百分率．70％未満では閉塞性換気障害である．なお，％肺活量と 1 秒率の両者が低いものを混合性換気障害という．

・1 回換気量：静かな呼吸時の 1 回量で，約 500 mL である．これを呼吸リハビリテーションでは増加させたい．

④　血液ガス分析

動脈血採取による動脈血ガス分析を必ず行う．また，パルスオキシメーターによる経皮的酸素飽和度（SpO$_2$）もリハビリテーションに際し用いられる．

（3）呼吸器リハビリテーションの適応

運動療法の適応は，原因疾患を問わず，次のような症状，状態を示したとき適応があると考えればよい．なお，呼吸リハビリテーションに際しては，病棟にて吸入療法を行い，気道分泌物の清浄化を図るのがよい．また，訓練施行前・中・後には，呼吸数，心電図，血圧，脈拍，経皮的酸素飽和度（SpO$_2$）などと自覚症状を必ずチェックする．

① 喀痰が多く排出困難なとき

② 呼吸筋の筋力低下があるとき

③ 胸郭の動きが悪いとき

④ 呼吸パターンが異常なとき

⑤ 全身の筋力低下により歩行や日常生活活動が困難なとき

⑥ 耐久力の向上が必要なとき

⑦ 在宅酸素療法導入や施行時における ADL などの活動量と酸素投入量の調節と決

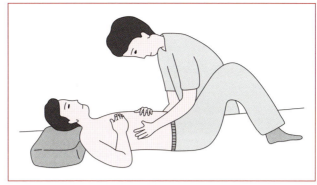

図 2-66　腹式呼吸訓練
胸郭下部と横隔膜部を触知しながら練習する
肋骨下部を押し，呼気を補助し喀痰排出を容易にする

定
⑧　人工呼吸器(レスピレータ)からの離脱

(4) 呼吸器リハビリテーションの実際(酸素投与量調整を含む)

①　リラクセーション・腹式呼吸訓練・口すぼめ呼吸

　呼吸器疾患患者は努力性呼吸(呼吸補助筋呼吸)となっていることが多く，呼吸数が増加する割に有効な換気を得られないばかりか，エネルギー消費が激しく，全身的疲労となっている．そこでまず，全身の筋弛緩によるリラクセーションを図り，余分な呼吸補助筋活動や精神的不安を除去する．

　そして腹式呼吸訓練として，呼吸の主役である横隔膜呼吸を促通する．横隔膜はドーム型をしており吸気時に緊張下降し，呼気時には弛緩上昇する．腹式呼吸は吸気時に横隔膜が十分下がることにより腹部が膨隆してくる．

　呼吸困難時には十分の換気を行うため，胸式呼吸を必要とするようになる．胸式呼吸は呼吸補助筋を動員し，呼吸に要するエネルギー消費が大きく効率が悪い．

　腹式呼吸訓練は背臥位となり，上腹部と胸部に手をあて，吸気時に腹部が膨隆し，胸郭が動かないことを確認しながら行う．呼気は十分なリラクセーションのもとにゆっくりと長く行う(上手にできない場合は，ゆっくりとした深呼吸でもよい)．さらに手や砂嚢を腹部に置けば，抵抗による促通効果や横隔膜のストレッチ効果がでる．背臥位にてできるようになったら座位，立位で練習する(図 2-66，67)．

　閉塞性換気障害に有効な口すぼめ呼吸は腹式呼吸訓練時に行うことが多い．呼吸時に口をすぼめゆっくり吐き出すことにより気道内圧を上げるのは，気管の虚脱閉塞を防ぎ，気道内径を広げて回復させるためである．

②　呼吸筋群トレーニング

　腹筋の筋力増強を図るとともに，呼吸筋群には吸気時に抵抗を負荷する機器を用いた

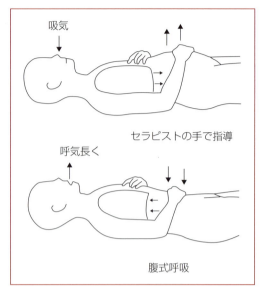

図 2-67　腹式呼吸訓練

り，呼吸筋群にはローソク吹き，びん吹き（水の入ったもの）を行うとよい．

③ 体位排痰訓練（体位ドレナージ）

喀痰排出困難な場合，喀痰貯留による呼吸機能低下と感染の悪化を防ぐため行う．痰が重力により流出しやすい姿勢をとり（頭低位は禁忌であることが多い），叩打や振動を胸壁に加えると同時に排痰動作（咳）をさせる．排痰法で現在有効と考えられているのは，末梢肺領域の痰をスクイージング（目的の肺区域の近辺に手を置いて，胸郭の動きに合わせて呼吸時に圧迫する）で移動させて，さらに中枢気道領域の痰をハッフィング（声門を開いたままハァーと息を呼出する）にて去出する方法である．また，未熟児を中心に逆に肺気道を拡張させる手技も試みられている．

④ 全身調整運動

呼吸困難のある患者は活動を控え，できるだけ動かず安静をとろうとする．そのため足腰の弱化が起こり，活動はさらに困難となり，日常生活の自立も困難になってくる．

全身耐久力をつけ，日常生活の自立と社会復帰をめざし，歩行，胸郭の可動域訓練やストレッチ，肩の関節可動域，呼吸筋の強化体操など，全身調整運動を行う．呼吸困難の強い患者では酸素吸入を行いながら訓練する〔一般には鼻カニューレで1〜3L（酸素濃度は21〜30%となる）程度〕が，とくに歩行訓練やADL訓練では，先述した酸素吸入下（在宅酸素療法；HOT）における諸動作の際の，酸素投与量の調整と決定を図ることが多いので，バイタルサインやSpO_2を訓練前・中・後と経時的に確認して，訓練中止基準に十分注意しなければならない．そして可能であれば，耐久力の向上とともにしだいに運動量を増加していく．

（5）家庭での訓練

家庭での訓練として，腹式呼吸，口すぼめ呼吸，体位排痰，全身調整運動を根気よく続けさせる必要がある．定期的に外来リハビリテーションでのチェックや呼吸体操教室などで集団訓練するのも効果的である．

最近では家庭でも在宅酸素療法(HOT)により，酸素吸入が可能である．

4）リスク管理

（1）息切れや全身管理

呼吸器疾患の患者はたびたび呼吸困難を訴える．呼吸困難は自覚的なものであるが，病状の把握には欠かせない．また，患者には心不全や不整脈などの循環器疾患合併例も多く，心電図モニターや各種バイタルサイン，SpO_2等のチェックと酸素吸入や救命救急の準備は必須である．また，運動終了後に迷走神経反射による失神・血圧低下やSpO_2が低下することもあるので注意する．

（2）肋骨骨折

呼吸の理学療法(排痰訓練)中に胸部を強く圧迫しすぎると，高齢者では肋骨骨折を起こすことがある．

（3）喘息発作と心臓喘息

喘息発作は気管支喘息のことが多いが，心臓病患者にも喘息様の発作性呼吸困難を起こす．治療がまったく異なるので注意が必要である．また，喘息患者の運動誘発喘息にも注意する．

5）神経筋疾患と高位脊髄損傷について

これらの疾患に共通することは，呼吸筋麻痺による呼吸機能の低下がある．呼吸機能を維持するためには，肩，肩甲帯筋のストレッチによる胸郭の可動域確保，残された呼吸筋の強化が定期的に必要である．また，横隔膜呼吸も障害されている高位の頸髄損傷者では，人工呼吸器(レスピレータ)を使用しなければならない例もある．これには気管支チューブを介するもの以外に，腹部を間欠的に圧迫し，横隔膜を押し上げるタイプのものもある．

体位排痰法は肺炎予防のため，少しでも貯留傾向があったときは，早めに積極的に行うべきである．

6）胸部手術後のリハビリテーション

胸部，肺の手術後は肺の拡張が悪く，痛みも手伝って呼吸機能が低下し，喀痰の貯留も起こりやすい．胸郭の皮膚や筋の手術瘢痕による拘縮も呼吸機能を悪くする．術後の

深呼吸訓練は,初期は腹式呼吸で行わざるをえないであろうが,しだいに胸郭のストレッチと肩の関節可動域(ROM)訓練を加える.歩行などの全身調整運動,喀痰貯留に体位排痰が必要となる.いずれにしても,周術期を含めた厳重なリスク管理下で行う.

J. 心疾患のリハビリテーション

1）心疾患のリハビリテーションとは

（1）心疾患のリハビリテーションの意義

　内臓疾患による身体障害は，内部障害とよばれているが，心疾患も患者の日常生活や行動をせばめ，身体障害を起こす．心疾患のリハビリテーションは比較的新しい分野であるが，わが国での心疾患の増加とともに近年急速に進歩しつつある．

　心疾患のリハビリテーションの分野として，運動負荷試験による循環器系の評価，心筋梗塞のリハビリテーション，心臓外科手術後のリハビリテーション，心・循環器疾患の予防などがあげられる．その意義としては，心ポンプ・循環機能障害に基づく，運動耐容能を改善して，ADL・QOL・社会生活の遂行を患者の機能レベルに応じて可能にすることといえる．

（2）運動の心・循環系への効果と心疾患リハビリテーションの目的

　運動により心・循環器系が強化されることはよく知られている．たとえばスポーツマンの心臓はスポーツ心臓とよばれ，心拍出量が大きく脈拍数は低い．循環器系の能力は最大酸素摂取量，すなわちどれだけ酸素を消費できるか，いいかえればどれだけのエネルギーを発揮できるかで表すことができる．これは体力のよい指標でもある（図2-68）．

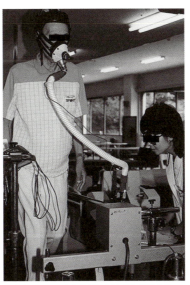

図 2-68　最大酸素摂取量測定による体力評価

トレーニングにより最大酸素摂取量はしだいに増大してくる．これは運動時の酸素不足状態に生体が適応し，酸素利用効率がよくなるためである．この場合，心拍出量の増加など心臓そのものの効率より，末梢での酸素利用の効率がよくなることが主であるといわれている．運動選手の行うインターバルトレーニングや高地トレーニングは，まさに酸素欠乏状態をつくりだし，最大酸素摂取量を増加させるという循環器系強化をねらったトレーニングである．したがって，心疾患リハビリテーションの目的は，末梢組織酸素利用の改善を主体として心筋への酸素供給増加を図って，運動耐容能を改善することである．

最大酸素摂取量増大のためのトレーニングの期間は，1カ月では十分な効果が得られない．2カ月は必要である．

（3）心・循環器疾患予防としてのリハビリテーション

運動の効果として，血圧の低下，糖代謝の改善（糖尿病の改善），血中脂質の低下，体重減少，またストレス発散などの効果があり，運動により循環器系のリスクファクターの減少効果が期待できる．予防という意味では中高年の運動があてはまり，安全で効果も確実なのは歩行である．成人男子で100 m/分で歩くと脈拍130〜140程度の運動負荷となり，30分で約200 kcal消費できる．

（4）心疾患リハビリテーションの適応と禁忌

表2-23を参照のこと．

2）評　価

（1）運動強度の表示法

①　メッツ（METs）

心臓のリハビリテーションではよく用いられる表示法である．1 METは3.5 mLO_2/kg/分の酸素消費量に相当し，1.0 kcal/kg/時（または0.0167 kcal/kg/分）のエネルギー消費に相当する．安静座位時が約1 METである（表2-24）．

②　ワット（WATTS）

仕事量の単位である．自転車エルゴメーターで用いられる．自転車では体重に関係なく仕事量は負荷抵抗（kg）と進んだ距離（m）との積（kg・m）で示される．速度が毎分50回転の場合は，150 kg・m＝25WATTSとなる．

（2）運動負荷試験

運動負荷試験の目的は，運動負荷試験による心電図異常やその他の臨床症状を運動により誘発し，安静時に発見できない異常を発見することである．もう1つの目的は運動耐容能を把握し，日常生活やレクリエーションなどの生活指導と適切な運動処方を行うためである．そのため運動負荷中止基準（表2-25）や進行基準が存在し，そのリスク管理

J．心疾患のリハビリテーション　　**179**

表 2-23　心臓リハビリテーションの適応と禁忌

心臓リハビリテーションの適応
1）心筋梗塞・狭心症（冠危険因子保有例，運動耐容能低下例を含む）
2）冠動脈バイパス術後
3）弁膜症術後
4）冠動脈形成術後
5）心不全
6）心移植後
7）補助人工心臓植込み後
8）大血管疾患
9）末梢動脈閉塞性疾患
運動療法の絶対的禁忌
1）うっ血性心不全（NYHA Ⅳ度）
2）急性心筋梗塞超急性期
3）不安定狭心症
4）急性大動脈解離および大動脈瘤破裂
5）重篤な不整脈
6）高度な大動脈弁狭窄
7）急性感染症
8）拡張期高血圧（115 mmHg 以上）
9）最近の血栓症
10）静脈血栓症急性期

（最新リハビリテーション医学．第2版，p316，2014）

付：New York Heart Association（NYHA）の心機能分類

class	内　容
Ⅰ	身体的活動を制限する必要のない心疾患患者．日常の身体活動
Ⅱ	身体的活動を軽度ないし中等度に制限する必要のある心疾患患者．日常の身体活動で，疲労，動悸，息切れ，狭心症状が起こる
Ⅲ	身体的活動を軽度ないし高度に制限する必要のある心疾患患者．安静時には快適であるが日常の軽い身体活動でも疲労，動悸，息切れ，狭心症状が起こる
Ⅳ	身体的活動を制限せざるをえない心疾患患者．安静にしても，心不全症状や狭心症状が起こり，少しでも身体活動を始めようとすると不快感が増強する

は厳重に行わなければならない．また，心疾患リハビリテーションの急性期には，ADL
動作自体が運動負荷試験になることに留意する．

①　トレッドミル

自動走行するベルトの上を歩かせる．速度と傾斜を変えることにより運動負荷を調整
する．歩行という全身運動による負荷のため脈拍数に比し，酸素消費量も大きい．運動
負荷に対する酸素消費量が一定になるためには，同じ速度で3分間は続ける必要がある．

表 2-24　運動強度（METs で表したもの）

運　動	強度（METs）
散　歩	3〜4
速　歩　100 m/分	5〜6
ジョギング　160 m/分	7〜8
自転車（10 km/時）	3〜4
ボーリング	2〜3
ゴルフ（バッグを持たずに）	3〜4
バドミントン	5〜6
登　山	7〜8
なわとび　60〜80 回/分	9
テニス	4〜9（平均6.5）
バレーボール	3〜6

安静時　約1 MET　　1 MET＝1.0 kcal/kg/時
（1 MET＝3.5 mLO$_2$/kg/分）

表 2-25　運動負荷試験の中止基準

症状	狭心痛，呼吸困難，失神，めまい，ふらつき，下肢疼痛（歩行困難）
徴候	チアノーゼ，顔面蒼白，冷汗，運動失調，異常な心悸亢進
血圧	収縮期血圧の上昇不良あるいは進行性の低下，異常な血圧上昇（225 mmHg 以上）
心電図	明らかな虚血性 ST-T 変化，調律異常（著しい頻脈や徐脈，心室性頻脈，頻発する不整脈，心房細胞，R on T 心室期外収縮など），2〜3 度の房室ブロック

（Gibbson et al. 1997；斉藤 2002，一部改変）

② **自転車エルゴメーター（ergometer）**

抵抗と速度により負荷量を変えることができる．下肢筋に比較的強い負荷がかかる．負荷量は kg・m またはワット（watts）で表示される．

③ **マスター（Master）2 階段法**

検査用の階段（2段）を上り下りするだけで簡単に行えるので広く行われてきた．シングル量で5〜6 METs，ダブル量で6〜7 METs 程度である．最近ではマスター法が冠病変の陽性率が低いなどの理由で，トレッドミルや自転車エルゴメーターの利用が増えてきている．

3）リハビリテーションとケア

ここでは代表的な心筋梗塞後のリハビリテーションについて述べる．

表 2-26　合併症のない急性心筋梗塞症のためのリハビリテーション・プログラム

ステージ	病日 3週間	病日 2週間	リハビリテーションの場所	負荷試験・検査など	病室内・病棟内動作	運動療法	看護・ケア	食事	娯楽
I	1～2	1	CCU		臥床・安静			水分のみ	テレビ・ラジオ可
	3～4	2			受動坐位・自分で食事		全身清拭	普通食（半分）	
II	5	3		ベッド脇にすわって足踏み	坐位自由 歯磨き・セルフケア			普通食	新聞・雑誌可
III	6～7	4		ベッドから下りて室内歩行 （2分）	室内自由 室内便器使用可		立体体重測定 介助洗髪		
IV	8～10	5～6	一般病棟	200 m 歩行負荷	トイレ歩行可	200 m×2 /日	検査は車いす		
V	11～13	7～8	リハビリテーション施設	500 m 歩行負荷	病棟内自由	500 m×2 /日	検査は介助歩行		ロビーで談話
VI	14～15	9～10		低負荷運動負荷試験 （マスターシングル負荷 または70% HR 運動負荷試験）	シャワー可	500 m×2 /日　速歩 または 監視型 運動療法			
VII	16～21	11～14		慢性期病態検査 運動負荷試験, 心臓核医学検査, 心臓カテーテル検査など	入浴可		退院指導 食事，運動，服薬，生活，復職，発作時の対応など		

〔厚生省（現厚生労働省）循環器病研究（循環器疾患のリハビリテーションに関する研究）班〕

表 2-27　急性期リハビリテーションの進行基準

リハビリテーションのステップ・アップに伴う負荷試験において，次の基準に該当することを確認する
① 自覚症状：胸痛，呼吸困難，動悸，めまい，ふらつき，疲労感などが出現しないこと.
② 心拍数：120/分以上，または前値より 40/分以上上昇しないこと
③ 収縮期血圧：30 mmHg 以上上昇しないこと，または 10 mmHg 以上低下しないこと
④ 0.2 mV 以上の ST 低下，ないし梗塞部 ST の著明な上昇がないこと
⑤ 重篤な不整脈が出現しないこと

（1）心筋梗塞のリハビリテーションプログラム

　発症直後の不整脈や，心不全などの問題が解決されたあとは，順調に経過する例も多い．合併症のない心筋梗塞は，適切なリハビリテーションプログラムにより入院期間の短縮と，早期社会復帰が可能である（表 2-26）.

　現在，合併症のない心筋梗塞では，3週間（または 2週間）プログラムが確立しており，広く行われている．2週間プログラムは比較的軽症の場合に限られ，また施設の状況による．いずれにしろ負荷レベル（ステージ）を上げるためには負荷試験の基準（表 2-27）とリスク管理が厳密に定められている.

（2）ホームケアと社会復帰

　心筋梗塞のリハビリテーションでは，退院後検査所見や症状に応じた運動が許可される．運動負荷の基準は酸素消費量を基準とした METs で表示されたものが便利である.

また酸素消費量と脈拍数はよく相関するので，脈拍数を基準としたリスク管理と運動指導も理解しやすい．

4）リスク管理

心疾患のリハビリテーションでは訓練前・中・後には，心電図をモニターし，脈拍と血圧をチェックする．自覚症状はリスク管理のよい指標となる．とくに胸痛，冷汗，動悸，息切れ，倦怠感などは重要な徴候であり，注意したい．いずれにしても，訓練自体が運動負荷になるため，中止基準や進行基準を遵守し，必ず救命救急の準備をしておかなければならない．

第3章 * 運動のしくみ

A．運動学の基礎　183
　1．関節と運動の力学
　2．姿勢とその異常
　3．運動路と感覚路
　4．反射と随意運動
B．身体各部の機能　198
　1．脊柱・体幹の機能
　2．肩甲帯・肩の機能

　3．肘と前腕の機能
　4．手と手指の機能
　5．骨盤と股関節の機能
　6．膝関節の機能
　7．足の機能
　8．正常歩行と異常歩行
　9．顔面および頭部の筋

A．運動学の基礎

　運動学は人の動き(movement)・動作(motion)を主として対象とする学問であり，解剖学，生理学，力学などを基礎にする．運動を可能にしている構造とそのメカニズムを理解することが基本である．"力学"は物理学の一部で，運動学においても重要である．

1．関節と運動の力学

1）関節運動とてこ

（1）回転力（トルク）

　関節運動の基本は軸を中心とする回転運動である．ある物体が一点を中心にして回転するとき，回転させる力の働きを回転力（トルク）と呼ぶ．この回転力の大きさは作用している力と，回転する中心から作用点までの距離の積になる．実際の例として，タイヤのナットを締めるスパナや六角レンチを思い出してほしい．図3-1で説明すると，六角レンチを使い，力 F でナットを回転させるとき，発生するトルク M は

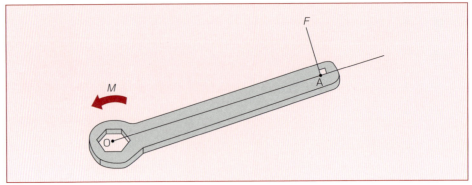

図 3-1　回転力（トルク）

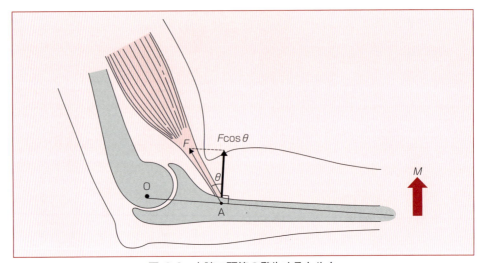

図 3-2　上腕二頭筋の発生するトルク

$$M(トルク) = F(力) \times OA(距離)$$

となる．

このとき OA は回転中心 O から力 F の作用する点 A までの距離であり，力 F と OA は垂直である．力 F はベクトルなので，かりに力 F と OA が垂直でない場合は，力 F の OA に対する垂直成分をベクトル分解で求め（F'，それと OA との積が M になる．図 3-2 に人体における例として，上腕二頭筋の発生するトルクを示す．この場合，前腕を上に持ち上げるトルク M は

$M = F\cos\theta \times OA$ となる．

$F\cos\theta$ は力 F の OA に対する垂直成分であり，M を大きくしようとして A 点を O から遠ざけると θ が大きくなり，$\cos\theta$ が小さくなるので一概に M を大きくすることは困難である．また，$F\sin\theta$（破線で示す部分）は力 F の OA に対する平行成分であり，この場合には肘関節に対する圧縮力として働く力になる．

A. 運動学の基礎　**185**

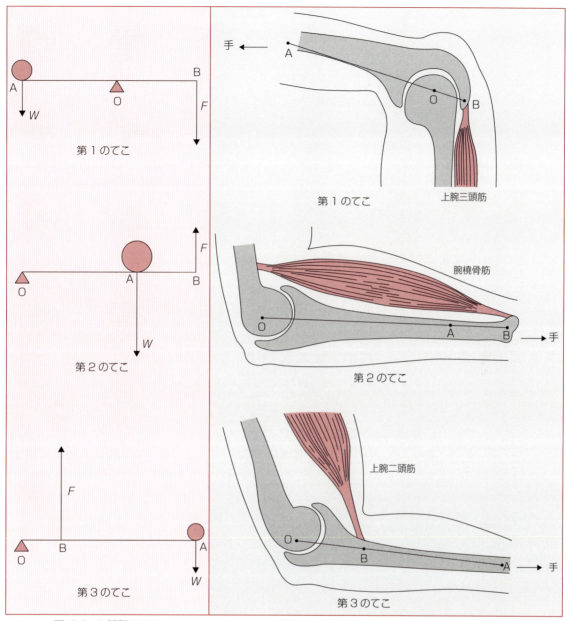

図 3-3　3種類のてこ　　　　図 3-4　肘関節における3種類のてこの例

(2) てこ

　回転力（トルク）を利用する機構に"てこ"がある．実際の例として，くぎぬきやシーソーを思い出せばよい．てこには3種類の仕様があり，それを図3-3に示す．支点O，荷重のかかる点A，力の作用する点Bの並び方による違いであり，荷重による回転力と力による回転力の2つの回転力が存在する．これらの回転力は支点を中心に一方は時計回り，他方は反時計回りに回転し，それぞれが打ち消す，あるいはつり合うように作用

第3章　運動のしくみ

表 3-1　運動の軸と運動方向

運動の軸の位置	運動の方向	運動の例
水平面と前頭面(前額面)がつくる軸	矢状面	肩の屈曲・伸展
水平面と矢状面のつくる軸	前頭面(前額面)	肩の外転・内転
矢状面と前額(頭)面のつくる軸	水平面	頸部の左右回旋

し合う.

　第1のてこはつり合い(バランス)のてこであり，第2のてこは加える力に比して重い荷重を持ち上げることができ，第3のてこは荷重を速くあるいは距離を長く動かすことができる.

（3）関節運動と骨格筋の働き

　骨格筋はてこの作用によって関節運動を起こす．図3-4に肘関節における3種類のてこの例を示す．荷重のA点は前腕・手の部位の重心を表す．図3-3と照らし合わせてみるとよい．第1のてこは上腕三頭筋の肘関節の伸展で，第2のてこは腕橈骨筋の肘関節の屈曲，第3のてこは上腕二頭筋の肘関節の屈曲である.

2）空間における関節運動

（1）基本肢位

　基本肢位とは，立位で手掌を体側につけた"気を付け"の姿勢である．関節可動域の測定は基本肢位を0°とする.

（2）身体運動の面と軸

互いに直角に交わる3つの面がある.

　・水平面：地面と水平な面
　・前頭面(前額面)：水平面と直角で前後方向に直角な面
　・矢状面：水平面と直角で左右方向に直角な面．身体の正中を通る矢状面を正中面という.

　身体運動を考えるとき，運動の軸と運動方向は面で規定することができる(表3-1).

（3）関節運動の表示法

運動の方向，大きさ，速さ，強さが基本である.

　運動の方向(屈曲や伸展)，および大きさ(角度)については第1章「関節可動域テスト」(p22)で述べた．速さは回転の速さであり，角速度(時間あたりの角度)で，強さは回転力(トルク)すなわち力×軸からの距離で示すことができる.

2．姿勢とその異常

1）重心と重心線

（1）正常立位

　正常立位姿勢をとったとき，重心線は耳，第1頸椎，第7頸椎，第10胸椎，第5腰椎，仙椎の前方，股関節の後方，膝関節の前方を通り，踵と中足骨骨頭の間に落ちる．

　人体の重心は頭頂部から足底までの間の下から55〜58%あたりの重心線上にあり，ほぼ第2仙椎の少し前方に位置する（図3-5）．

（2）下肢の荷重

　下肢への荷重は立位保持と密接な関係がある．すなわち，重心線は股関節回転中心の

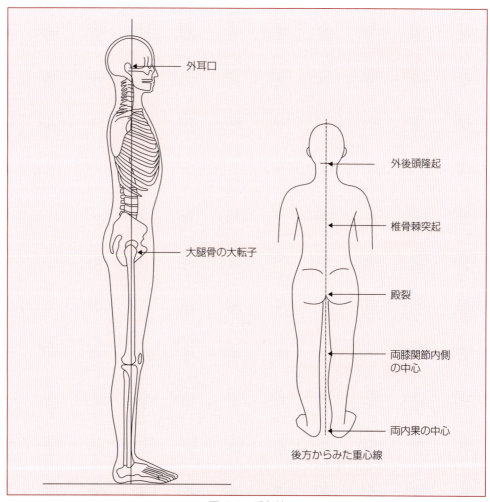

図 3-5　重心線
側面では股関節中心の後方，膝関節中心の前方を通る
背面では人体中央にある

後方を通るが，股関節前方の強靱なY靱帯が緊張し，保持される．膝関節では逆に重心線が膝関節中心の前方を通るが，関節後方の靱帯の緊張により保持される．このように立位は靱帯構造により保持される．

足部では重心線は足関節中心より前方に落ちるが，後方の下腿三頭筋の緊張により保持される．

（3）抗重力筋

立位保持は重力に抗して行われるが，姿勢を維持するために必要な筋群を抗重力筋という．

理想的な姿勢の安静立位であれば，立位保持は重心の位置と靱帯の緊張により行われ，筋の作用は下腿三頭筋のわずかな収縮のみであるといわれている．しかし実際の立位では外乱もあり，抗重力筋（ハムストリングス，殿筋，背筋など）が常に姿勢調整をしていることになる．

2）異常姿勢

異常姿勢はアライメント（脊柱や下肢骨の配列の状態）が乱れるため，種々の問題を生じる．

姿勢はまず体型に影響を受ける．シェルドン（Sheldon）はずんぐり型，筋骨型，痩せ型に分類している．ずんぐり型は胸郭より腹部が突出している．筋骨型は胸郭が大きい．痩せ型はきゃしゃで肩が下がっている．体型により重心線の位置も微妙に異なる．ずんぐり型ではやや前方に，痩せ型ではやや後方にくる．

側面から観察した場合（矢状面）の姿勢の異常は，円背，頸椎と腰椎の前彎増強，股関節と膝関節の屈曲という一連の異常が多い．

高齢者では円背が一次的な原因で，他の変形は代償的である場合が多い．股関節の関節拘縮からこれら一連の異常を起こす場合も比較的多い〔図3-6(1)〕．

大殿筋が弱ければ，股関節が屈曲し始めた場合，立ち直れなくなり前方に転倒する．それを防ぐため重心を後方におき，股関節を安定させる必要がある．この場合，股関節を過伸展し，腰椎の前彎を増強した姿勢となる．

尖足（アキレス腱の短縮）では，下肢の後方への回転モーメントがかかり，体幹を股関節で屈曲し，重心を前に移動し，バランスを保つ．長期にわたりこの状態が続けば膝の過伸展変形（反張膝）を生じる．大切なことは1つの異常が他の部位で代償されなければならず，新たな異常を次々に引き起こすことである．

正面から観察した場合の姿勢の異常は，一側下肢の短縮，側彎，股関節の内転拘縮などが関与することが多い．下肢の短縮は側彎を生じるし，側彎や股関節内転はみかけの下肢の短縮を生じる〔図3-6(2)〕．

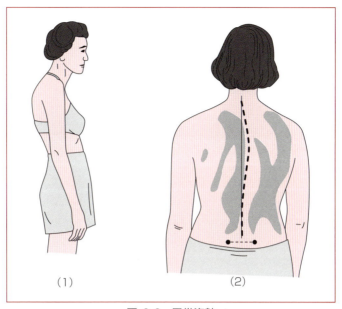

図 3-6 異常姿勢
円背およびそれに伴う頸椎と腰椎の前彎増強(1)と側彎による
姿勢異常(2)

　異常姿勢では重心線と関節軸と靱帯の関係から成り立つ立位保持機構がくずれ，通常では立位保持に活動しない筋，すなわち背筋，殿筋および大腿四頭筋の筋活動を必要とするため筋疲労や筋痛が起こりやすい．

3．運動路と感覚路

　生体には運動路と感覚路がある．しかし運動路だけで目的をもった運動が可能になるわけではない．実際の運動は，感覚路からの外界刺激に対する応答(反応や反射)というメカニズムを巧みに利用しながら，コントロールされたスムーズで複雑な運動として行われている．

1）運動路

（1）錐体路 (pyramidal tract)（図 3-7）

　おもに，大脳皮質の運動領野の錐体細胞から出た線維からなる下降性伝導路である．線維は放線冠，内包，次いで中脳大脳脚を通り延髄の錐体部でほとんどの線維(80〜90％)が交叉し，脊髄側索の外側皮質脊髄路を通り，脊髄前角の運動ニューロンに接続する．交叉しなかった線維(10〜20％)は脊髄前索の前皮質脊髄路を通り，ほとんどが対側の前

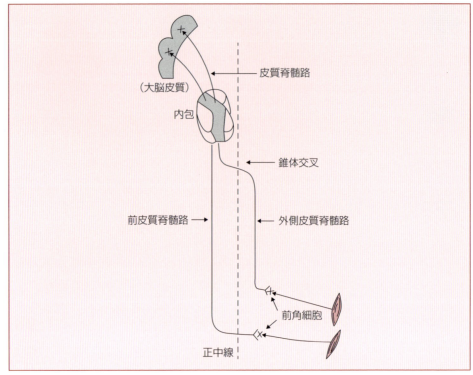

図 3-7　錐体路の模式図
（明石　謙著：リハビリテーション医学全書4　運動学，医歯薬出版，1973より一部改変）

角にある運動ニューロンに接続する．

　また，大脳皮質から内包を通って脳神経の運動核に至る経路も広義の錐体路である．動眼神経核，三叉神経運動核，顔面神経核の下部（額の筋を支配する），迷走神経の疑核は，両側の錐体路から線維を受ける．外転神経核，顔面神経核の上部（額以外の表情筋を支配する），舌下神経核は，対側からの線維を受ける．滑車神経核は同側からの線維を受けるが，支配するのは対側の上斜筋である．

（2）錐体外路 (extrapyramidal tract)

　錐体外路という特定の運動路があるのではなく，錐体路以外の運動路の総称である．大脳基底核，中脳の赤核と黒質，小脳などの部位に接続する経路からなる神経回路網であり，たとえば，脳幹を下降する経路として，赤核脊髄路，前庭脊髄路，視蓋脊髄路，網様体脊髄路などがある．錐体外路は，姿勢調節，運動の協調性，筋緊張調節などに関与し，錐体路と協同してスムーズな随意運動を可能にしている．

（3）2次ニューロン

　脊髄前角の運動神経細胞の軸索は末梢神経として筋に達する．この部分を2次ニューロンという．

2）感　覚　路

（1）表在感覚

温覚・痛覚は皮膚から末梢神経を通り，脊髄後角の細胞に接続する．脊髄後角から上行する線維は反対側の外側脊髄視床路を通って視床に達する．

（2）深部感覚（固有感覚）

筋，腱，関節などの固有感覚受容器からの情報は脊髄後角の細胞に接続し，後角からの上行線維は同側の後索を通り，視床に達する．

表在感覚と深部感覚が脊髄の対側と同側をそれぞれ上行することは，感覚検査により脊髄の障害部位を決めるのに役立つ．

4．反射と随意運動

1）反射とは

熱いものに手が触れたとき，われわれはすばやく手をひっこめるが，これは熱いから熱傷しないようにと考えてから行っているのではなく，反射である．

反射とは感覚受容器に刺激が加わったときに興奮が求心性神経線維→反射中枢→遠心性神経線維へと伝わり，効果器に反応を生じさせるものをいう．

（1）反射の特徴

反射には次のような特徴があると考えられている．

① 不随意的である（意志を必要としない．意識的努力により反応の強弱が多少変わることもありうる）．

② 常に同じ反応パターンを示す．

③ 刺激が加わってから反応までが比較的短時間である．

④ 十分な刺激を加えるとかならず反応が現れる．

（2）反　射　弓

上記した反射を成り立たせる経路を反射弓とよぶ（図3-8）．

2）脊髄反射

脊髄反射とは，反射中枢が脊髄にある反射をいう．

（1）伸張反射

腱をハンマーで叩打するような刺激を加えると，筋肉のなかの筋紡錘が伸張されて，筋肉が収縮を起こす反射である．

膝蓋腱反射がこれにあたる（図3-9）．そのメカニズムを示す．

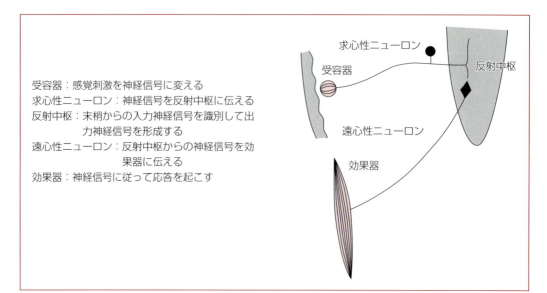

受容器：感覚刺激を神経信号に変える
求心性ニューロン：神経信号を反射中枢に伝える
反射中枢：末梢からの入力神経信号を識別して出力神経信号を形成する
遠心性ニューロン：反射中枢からの神経信号を効果器に伝える
効果器：神経信号に従って応答を起こす

図 3-8　反射弓(中村隆一・他：基礎運動学. 医歯薬出版, 1987)

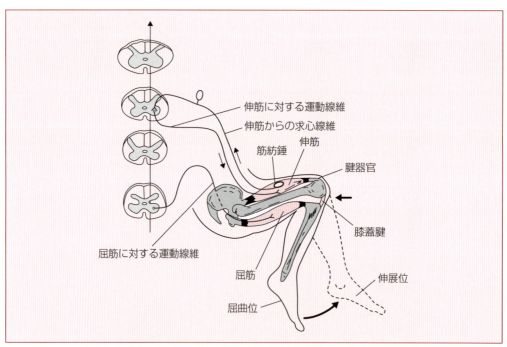

図 3-9　膝蓋腱反射(中野昭一・他：図解生理学. 医学書院, 1981)

① 膝蓋腱をハンマーで叩き(伸張反射)，
② 大腿四頭筋の筋紡錘が伸張され(深部反射)，
③ 求心性神経線維から遠心性神経線維に至るまで1つのシナプスを介し(単シナプス反射)，

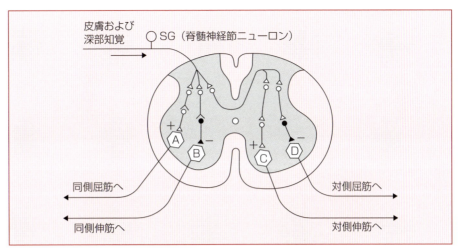

図 3-10 屈曲反射および交叉性伸展反射の神経路
刺激側（左側）からの知覚が固有ニューロンによって対側に運ばれ，対側の伸筋ニューロンCへは興奮（＋）を，対側の屈筋ニューロンDへの抑制（－）を及ぼすことを示す．なおA，Bニューロンへの影響は同側への屈筋反射活動を示している
屈曲反射：刺激側（左側）の反応，交叉性伸展反射：反対側（右側）の反応（杉　晴夫・他：人体機能生理学．南江堂，1985）

④　反射中枢は脊髄（**脊髄反射**）で，
⑤　脊髄の反射中枢で反射性調整が行われ（**脊髄反射**），
⑥　膝関節伸展が起こる（**伸展反射**）．

（2）屈曲反射

皮膚や筋肉などに痛み刺激を加えると，四肢の屈筋を収縮させて侵害刺激から逃げて身を守ろうとする．これを屈曲反射という．また，注目する面によって刺激から侵害受容反射，目的から逃避反射，防御反射，効果器から屈筋反射ともよばれる．図3-10に屈曲反射を模式的に示す（左側）．反射弓のなかに複数のシナプスを介すことから，多シナプス反射であることがわかる．

（3）交叉性伸展反射

侵害刺激で一肢に屈曲反射が起こってから，やや遅れて反対肢に伸展が起こる（図3-10右側）．この反射は一肢で体重を支えながら，侵害刺激から肢を遠ざけるのに役立っている．

3）姿勢反射と立ち直り反射

姿勢反射や立ち直り反射，そして後述する平衡運動反射は，ヒトを含め動物の生存には大切な機能である．そして，環境の変化に伴う身体的変化を最小限にし，安全に保つためのサーボ（制御）機構ともいえる．身体的変化が小さいときは，その影響は全身に及ばないが，変化が大きければ大きいほど全身に影響を及ぼし，全身的な反応となってく

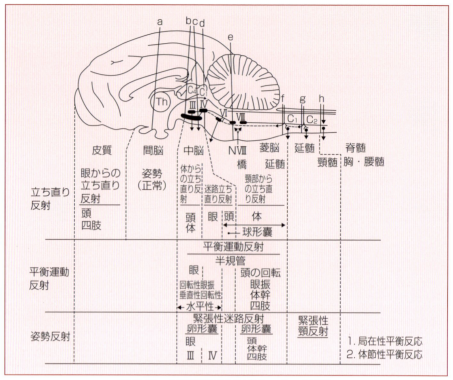

図 3-11　姿勢制御の反射 (Monnier, 1970)

る(図3-11).

姿勢保持には，視覚により身体の傾きを補正することもあるが，多くの場合は，無意識のうちに行われていることが多い．

そしてこれら反射の統合は，中枢神経系の階層概念を取り入れて考えていくとよい．

(1) 姿勢反射

重力と体軸との関係で，身体の支持面の状態に応じてヒトは自動的に姿勢を変化させていく．このとき働くのが姿勢反射である．

姿勢反射の中枢は脊髄レベルとされ，上位中枢との連絡を絶つと，解放された下位中枢の機能が強く現れるようになる．

① 局在性のもの

刺激を加えた一側下肢のみの反応のように，身体の一部に現れる反応(例：陽性支持反応…足底を床につけると肢は柱のように固くなる)．

② 体節性のもの

上下肢など，体節全体，両側性に起こる反応(例：交叉性伸展反射)．

③ 汎在性のもの

上下肢の反応のように多くの体節に現れる反応(例：緊張性頸反射…他動的に頭部を

体幹に対して回転させると，顔面側の上下肢は伸展，後頭部側の上下肢は屈曲する）．

局在性のものは重力や外力が刺激となり，体節性のものは四肢の動き，汎在性のものは頭部の空間での位置や動きにより起こる．上位中枢からの抑制を受けない，脳性麻痺児などにおいてこれらの反応はよく観察される．

（2）立ち直り反射

立ち直り反射は，正常な位置から身体がずれているとき，正常の位置に姿勢を戻そうと働く反射である．低位除脳動物では，異常な位置に身体を置かれても正常の位置に直すことはできないが，高位除脳動物（中脳動物：赤核上方で除脳，視床動物：皮質除去の状態）は，姿勢反射とともに，あらたに立ち直り反射の出現がみられ，体を正常に戻そうとする．

4）平衡反応

運動時には，はるかに複雑な反応が必要になる．立位時であれば，支持基底面は狭く，運動に伴い重心はすぐに支持基底面からはみ出してしまう．このとき倒れることなく，バランスをとる反応を平衡反応（バランス反応）という．体性感覚・視覚・前庭感覚などの感覚入力が平衡機能にかかわり，それを統合するのが小脳である．

平衡機能は，検査の方法により種々の名称がある．

① パラシュート反応（parachute reaction）

垂直位置から急速に下方に動かすと，両下肢は外転・伸展し足指は開排し，支持基底面を広くとるよう準備する．また体を急に上方へ動かしたときの反応（lift reaction）では，上肢・頭部は屈曲する反応である．

② 防御反応（protective reaction）

体が水平方向に急に動かされたときの反応をいい，立位時前方に押されたとき，足関節は底屈，足指は屈曲，上肢は後方伸展してくる．座位であれば，上肢が伸展し手掌面で体を支えるようにする．

③ 傾斜反応（tilting reaction）

被検者を板上にのせ，さまざまな姿勢で板を動かしたときの反応をいい，仰臥位で板を左右に傾けると体幹の側屈が生じる．

④ 眼球運動と頭部の動き

頭部の回転運動に伴い眼振が生じる．身体が左に回転すると，頭部は右にむく．

5）連合反応と共同運動

（1）連合反応

健康な部分を動かすことにより，患肢の運動が誘発されることがある．同側性の場合

表 3-2　共同運動のパターン

上肢

	屈筋共同運動	伸筋共同運動
肩甲帯	挙上と後退	前方突出
肩関節	屈曲・外転・外旋	伸展・内転・内旋
肘関節	屈　曲	伸　展
前　腕	回　外	回　内

下肢

	屈筋共同運動	伸筋共同運動
股関節	屈曲・外転・外旋	伸展・内転・内旋
膝関節	屈　曲	伸　展
足関節	背屈・内反	底屈・内反

(手を強く握ると足が動くなど)と，対側性の場合(手を強く握ると反対側の手が動く)がある．脳卒中などの回復初期によくみられる．

（2）共同運動(表3-2)

1つの筋を動かそうとするとき，筋は集団(筋群)としてパターン化した運動が起こる．

屈筋共同運動パターンと伸筋共同運動パターンがある．脳卒中の回復期によくみられ，特有の歩行パターンや上肢動作パターンを示すのは共同運動の影響である．

6）随意運動(voluntary movement)

（1）随意運動と不随意運動

随意運動については，広義では反射運動と対比される．反射運動が生体の内外の刺激に対して決まったパターンで対応するものであるとするなら，随意運動はそれ以外のもので，刺激に対して決まったパターンでの対応はなく，また刺激がなくても起こる運動であるといえる．そしてその運動を行うかどうかといった意志の働きがある．

また，反射運動の中枢が上位中枢に移行するにしたがい，反射には随意性がかかわってくるともいえる．

随意運動という言葉に対して不随意運動という言葉があるが，これは随意運動同様に刺激がなくても生じるが，自分の意志でその動きを抑制することができない．抑制しようとしても出現してしまう運動をいう．パーキンソン病の振戦などはそれである．

（2）随意運動の発現機序

運動が生じるには，その運動に対し動機を与える系，そしてその運動をどのようにして行うかといった運動のプログラムをつくる系，そしてプログラムに沿って調節しながら運動をしていく系とに分けることができる．

動機を与える系としては，脳幹網様体・辺縁系が考えられる．プログラム作成の系は，

皮質連合野・基底核・小脳，プログラム実行の系としては，皮質運動野・小脳・脳幹・脊髄とそれを結ぶ錐体路・錐体外路の下行路，末梢の感覚器を含む各種のフィードバック系である．

（3）フィードバック制御とフィードフォワード制御

これらの働きで運動は行われるのであるが，運動が自分の意図したとおりに行われているかの調節が必要であり，それにはフィードバック制御，フィードフォワード制御が関与している．

運動の制御にはその運動の速さにより，早い運動とゆっくりとした運動がある．

運動が素早く行われるためには，運動する前から前もって運動の結果までが予測され，プログラムされているというフィードフォワード制御（開ループ制御）を受け，一方，ゆっくりした運動は，運動による全身の変化を固有受容器や視覚からの情報を中枢に送り，そして再調節しながら運動を行っていくフィードバック制御（閉ループ制御）を受ける．

運動は遂行，修正され，ふたたび遂行の過程で学習されて，徐々に複雑な経路を介さず運動が行えるようになっていく．

B. 身体各部の機能

1. 脊柱・体幹の機能

1) 脊　椎(図3-12)

　　脊椎の基本的構造は椎体，椎弓根，椎弓板，横突起，棘突起および上関節突起と下関節突起である．中央には椎孔がある．椎孔は脊柱全体としては脊柱管を形成する．上関節突起と下関節突起は関節面を有し，隣接する関節突起の関節面と椎間関節をなす．

（1）頸　椎

　頸椎は椎体が小さく，横突起に椎骨動脈の通る横突孔という穴があいている．

　　第1，第2頸椎は特殊な形態をしている(図3-13)．第1頸椎は環椎とよばれ，椎体がなく輪状である．前方は前弓とよばれ，この部に第2頸椎の歯突起が環椎横靱帯により固定され，回旋運動の中心となっている．第2頸椎は軸椎とよばれ，椎体上方の歯突起は第1頸椎と接し，回旋運動の中心をなす．

　　第7頸椎の棘突起は頸椎中最大で，皮下に容易に触れる．

（2）胸　椎

　胸椎には肋骨が付着する．上肋骨窩，下肋骨窩，横突肋骨窩により肋骨と関節をなす．

（3）腰　椎

　大きな椎体をもつ．横突起は肋骨突起とよばれる．

（4）仙　骨

　　5個の仙椎が癒合したものである．上面は仙骨底で第5腰椎と椎間板にて接する．この部は骨盤下肢の動きにより負荷のかかりやすい部位であり，変性を起こしやすい．

　　仙椎の前後面にあるそれぞれ左右4個の穴は前仙骨孔と後仙骨孔であり，仙骨神経枝の出口である．仙骨の左右は耳状面で腸骨の耳状面と仙腸関節をなす．

2) 脊　柱

　　脊柱は脊椎骨の連結したものである．脊椎骨は頸椎7個，胸椎12個，腰椎5個，および仙骨(仙椎5個が癒合したもの)と尾骨(3ないし6個)がある〔図3-14(1)〕．脊柱はカーブしており，頸椎は前彎(前方凸のカーブ)，胸椎は後彎(後方凸のカーブ)，腰椎はふたたび前彎を有す．これらのカーブは生後座位，立位の獲得などの運動発達とともに

B．身体各部の機能　　**199**

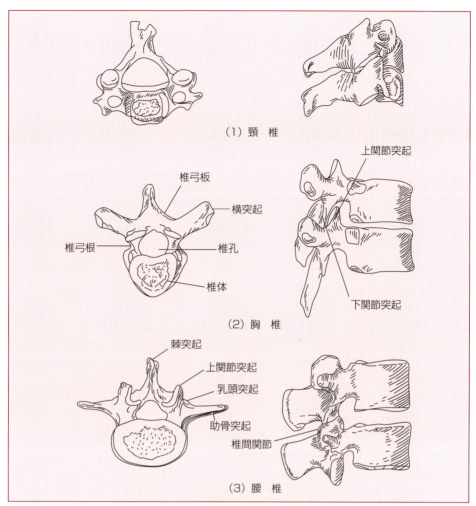

図 3-12　脊　椎
頸椎・胸椎・腰椎の形の違いがわかる

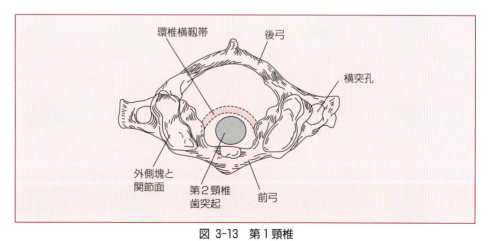

図 3-13　第1頸椎
第1頸椎は第2頸椎の歯突起を中心に回旋する

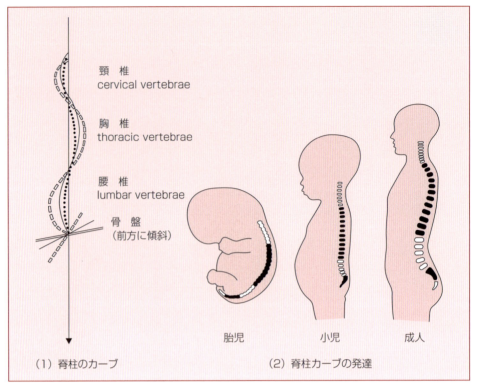

図 3-14 脊柱カーブと発達

生じてくる〔図 3-14(2)〕.

　脊椎骨の連結は，前方では椎体間の椎間板と後方では椎間関節で行われる．さらに前縦靱帯，後縦靱帯，黄色靱帯，棘間靱帯と棘上靱帯によりしっかりと結合されている．

3) 椎 間 板（椎間円板）

　椎間板は椎体間の弾力性のある組織であり，椎体の上下をおおう軟骨板，周囲の線維輪，および中央の髄核から成る．髄核はゲル状であるが，周囲は線維輪でおおわれ密閉されているため，椎体は玉の上にのったような状態で動く（図 3-15）．

　線維輪が破れ髄核が脱出すると，椎間板ヘルニア（髄核ヘルニア）とよばれ，近隣の神経を圧迫すると種々の症状を示す．

4) 脊柱の動きと筋の作用（表3-3）

　環椎後頭関節の運動性は低く，後頭骨と第1頸椎間は屈曲・伸展を行うが，頭部のうなずくような動作である．第1頸椎と第2頸椎間は車軸関節である正中環軸関節により回旋を主とした運動が行われる．第2頸椎以下は屈曲・伸展・回旋・側屈を行う．頸椎の関節突起は水平面に近い関節面のため，回旋に都合がよい．

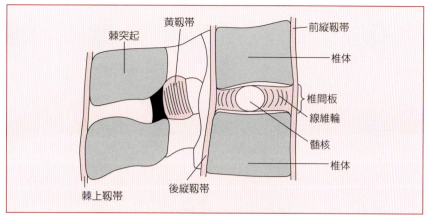

図 3-15 脊椎の靱帯と椎間板

表 3-3 脊柱の可動域

		屈曲～伸展	側屈	回旋
頸椎	後頭骨～第1頸椎	35°	10°	0°
	第1～第2頸椎	15°	26°	90°
	第2～第7頸椎	90°	60°	60°
胸椎		30°	30° *1	80° *2
腰椎		65°	40°	10°

アンダーラインを引いた部位に注目
*1 胸椎の側屈は外側に連結する肋骨により実際はかなり制限される
*2 胸郭の可動範囲に影響される

　一方，胸椎は肋骨が付着しているため，運動範囲が制限され屈曲・伸展は少ない．回旋は胸郭の可動範囲では可能である．また，胸椎の椎間関節面は前額面に近く，側屈に動きやすいものの，外側に連結する肋骨の影響で実際にはかなり制限される．特発性側彎症では成長期に胸椎回旋が起こるため，胸郭の変形が起こることはよく知られている．
　腰椎は椎間関節面がより垂直で矢状面に近くなるので回旋は起こりにくく，屈曲・伸展は動きやすい．とくに下部腰椎および腰仙部の動きは比較的大きく，ストレスのかかりやすい部位である．

5）胸郭の動きと呼吸筋の作用

（1）胸　郭（図3-16）

　胸郭は12の胸椎と12対の肋骨・肋軟骨および1個の胸骨からなる．12の胸椎と12の肋骨はそれぞれ対応している．胸郭前方では，肋骨のうち第1～第7肋骨までは胸骨と連結しているが，第8～第10肋骨は肋骨同士が結合し胸骨に連結している．第11, 12

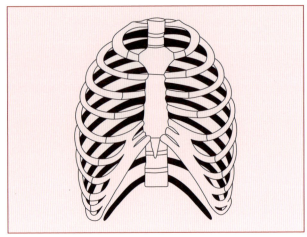

図 3-16　胸郭

肋骨の先端は遊離している．

（2）胸郭の動き

　胸郭は呼吸運動と関連して動く．その動きは上部肋骨は胸骨が前方へ持ち上がるように動き，下部肋骨は左右に開くように動く．

（3）呼吸筋

　静かな吸気は横隔膜で行われる．この場合，胸郭はほとんど動かない．

　大きな吸気では外肋間筋が作用し，同時に胸鎖乳突筋，大胸筋，小胸筋などの呼吸補助筋が作用し，胸郭も大きく動く．

　静かな呼気は横隔膜の弛緩と肺，胸郭の弾性で生じる．しかし強制呼気（咳など）では内肋間筋，腹筋群が作用し，強力な呼気が起こる．

2．肩甲帯・肩の機能

1）肩甲帯・肩とは

　肩甲帯（上肢帯）とは体幹と上肢の境であり，肩および肩周囲の筋を含む部分である．
　肩の運動は，肩甲上腕関節のみならず，いくつかの関節を含む複合的な運動である．すなわち胸鎖関節，肩鎖関節，肩甲上腕関節，三角筋下の動き，および肩甲骨と胸郭との間の協調的な動きが組み合わされた運動といえる．

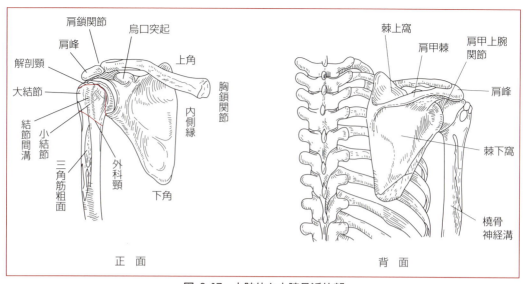

図 3-17 上肢体と上腕骨近位部

2）肩甲帯・肩の構造

（1）骨の構造

① 鎖 骨

S字状をしており容易に皮下に触れる．内側端は胸骨と（胸鎖関節），外側端はやや扁平となり，肩峰と関節をつくる（肩鎖関節）．

② 肩甲骨

三角形の扁平な骨である．内側縁，外側縁，上縁の3縁と上角，外側角，下角の3角をもつ．外側角には関節窩があり，上腕骨頭と肩甲上腕関節をなす．関節窩の上下は，それぞれ上腕二頭筋長頭，上腕三頭筋長頭の起始となっている．

肩甲棘は肩甲骨後面にあり，容易に皮下に触れる．肩甲棘の外側端は肩峰で，鎖骨と連結する．上腕長などの計測のポイントとして大切である（図3-17）．

③ 上腕骨の近位部

近位端には上腕骨頭，大結節，小結節がある．その間が結節間溝と呼ばれ，上腕二頭筋長頭腱が通る．

上腕骨頭基部と大小結節の間を解剖頸，骨頭と大結節と小結節を含めた部分と上腕骨体の移行部を外科頸と呼び，骨折を起こしやすい部位である．

骨体部の中央部後面から外側に向かい橈骨神経溝がある．この部は橈骨神経が骨に接して通るため，骨折や圧迫により神経損傷を起こしやすい．

（2）関節と靱帯

体幹と上肢は，上肢帯（鎖骨と肩甲骨）および肩甲上腕関節により連結される．いわゆ

る肩の運動は，鎖骨，肩甲骨，上腕骨を含めた複合的な運動であり，自由度が大きく，可動域も大きい．

関節包はゆるく大きな動きをゆるす．上腕二頭筋腱長頭が結節間溝を通り関節包をつらぬく部位では障害を起こしやすい(p135，図2-38)．

肩甲上腕関節では，烏口肩峰靱帯が烏口突起と肩峰とともに上前方に烏口上腕弓を形成し，第2の関節窩と呼ばれる．さらにその周囲は肩甲下筋，棘上筋，棘下筋，小円筋の付着腱である回旋筋腱板(p207，図3-19参照)により補強され，関節可動域を保ちながら安定した動きを行える構造となっている．

① 肩甲上腕関節(肩関節)

肩甲骨関節窩と上腕骨頭により成る球関節である．関節窩は骨頭に比し小さいが，軟骨性の関節唇により補強され深さを補っている．

② 胸鎖関節

胸骨の鎖骨切痕，鎖骨の胸骨端，および第1肋骨からなる．関節腔は関節円板で2つに分けられており，可動域を大きくしている．

この関節は鎖骨の連動の支点であり，肩峰は楕円運動が可能である．その動きは上下方向に約8cm，前後方向に約10cmに達する．

③ 肩鎖関節

肩甲骨肩峰関節面と鎖骨間の関節である．関節円板は不完全な場合が多い．この関節には上肢の動きに応じ強い力がかかるが，肩鎖靱帯と烏口鎖骨靱帯により肩甲骨にしっかり連結されている．

3）肩甲骨の動きと作用するおもな筋

（1）肩甲骨挙上

肩甲骨を上方に持ち上げる，いわゆる肩をすくめる動作．上肢の重量がつねに負荷されており，慢性的な疲労(肩こり)に陥りやすい．

僧帽筋，肩甲挙筋，大・小菱形筋が作用する．

僧帽筋は上背部表層の大きな筋であり，筋線維の方向により上部，中部，下部の3部に分かれる．このうち上部線維が挙上に作用する．

副神経(第XI脳神経)，第3，第4頸神経支配であるため，高位脊髄損傷者でも機能が残存しており，肩甲帯の動作を可能とする(図3-18)．

（2）肩甲骨下制(ひき下げ)

肩甲骨を下方へ押し下げる．

広背筋，小胸筋，僧帽筋下部線維などが作用する．

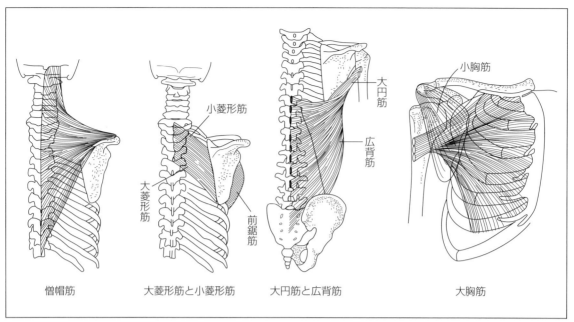

図 3-18　肩甲骨・肩関節に作用する筋

（3）肩甲骨内転（肩の後方牽引）

肩甲骨内側縁を近づける動作．円背で姿勢の悪い人では，筋の弱化がみられる．

小菱形筋，大菱形筋，僧帽筋中部線維・下部線維が関与する．

小菱形筋，大菱形筋は肩甲骨の内転筋として僧帽筋中部線維と共同して働くが，肩外旋位では僧帽筋，内旋位では菱形筋の作用が主となる．

（4）肩甲骨外転（肩の前方突出）

肩甲骨内側縁を遠ざけるような動き．

前鋸筋，大胸筋，小胸筋が作用する．

（5）上方回旋と下方回旋

上方回旋は肩甲骨下角が前外側に移動する動き．前鋸筋，僧帽筋が関与する．

下方回旋は上方回旋と逆の動き．

広背筋，小菱形筋，肩甲挙筋，小胸筋，大胸筋が複合的に作用する．

4）肩関節の動きと作用するおもな筋

（1）肩関節の屈曲（前方挙上）

三角筋，烏口腕筋，上腕二頭筋が作用する．

三角筋は幅広い起始をもち，前部，中部，後部に分けられる．主たる作用として前部線維は屈曲と内旋，中部線維は外転，後部線維は伸展と外旋作用をもつ．

（2）肩関節の伸展（後方挙上）

三角筋，広背筋，上腕三頭筋長頭，大円筋が作用する．

（3）肩関節の外転（側方挙上）

三角筋，棘上筋が作用する．

棘上筋は烏口肩峰靱帯下を通るが，一般には単独で外転は困難．三角筋と共同して外転作用を発揮する（p135，図2-39）．

上腕骨内旋位で外転を行うと，上腕骨大結節が肩峰にあたる．上腕骨外旋位すなわち手のひらを上に向けると外転が容易となるのはそのためである．前鋸筋も外転作用があるが，肩甲骨の上方回旋による作用であり，真の肩関節外転ではない．

（4）肩関節の内転

大胸筋，広背筋，三角筋が作用する．

三角筋前部線維と後部線維は肩関節が内転位にあれば内転作用を発揮しうる．

（5）肩関節の外旋

棘下筋，小円筋，三角筋後部線維が作用する．

三角筋は，外旋の後半に加わるが，主たる外旋筋は小さな筋で力も弱い．内旋筋と外旋筋の作業能の比は2：1で，内旋筋が強い．

（6）肩関節の内旋

内旋筋は内転を伴う大きな筋が多い．

肩甲下筋，広背筋，大胸筋，大円筋，三角筋が作用する．

（7）水平伸展（外転）と水平屈曲（内転）

肩関節90°屈曲位で肩関節を後方（水平外転），または前方（水平内転）へ動かす動作で，屈曲，伸展，外転（または内転）の複合動作である．

5）回旋筋腱板

回旋筋腱板（図3-19）は棘上筋，棘下筋，小円筋，および肩甲下筋の上腕骨大結節および小結節に付着する部で，1つの腱板を形成し，これを回旋筋腱板（rotator cuff）とよんでいる．これらの筋は上腕骨の外転と回旋作用をもつが，もっと重要な作用を受けもっている．それは上腕骨頭を肩甲骨関節窩にしっかり保持させ安定させる働きである．三角筋，大胸筋，広背筋などの大きな筋は肩の力強い動きを引き出すが，回旋筋腱板が骨頭を安定させてはじめて可能となる．

肩の運動には両者の共同的な作用が必要である．

また，回旋筋腱板は解剖学的に肩峰と上腕骨の狭い部位を通り，動きも大きく，加齢による変性を受けやすい．炎症や断裂を起こしやすく，中年以降の肩の障害の原因のほとんどはこの部に原因があると考えて差し支えない．

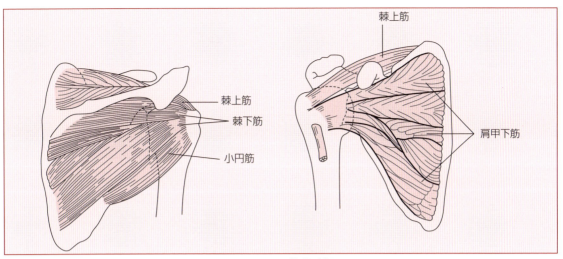

図 3-19　回旋筋腱板

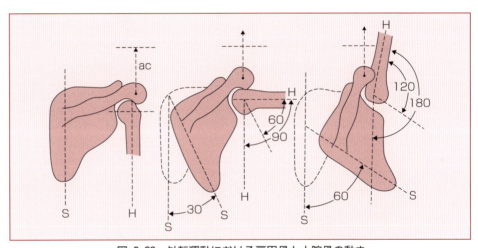

図 3-20　外転運動における肩甲骨と上腕骨の動き
ac：肩峰　H：上腕骨　S：肩甲骨
(Cailliet：Shoulder Pain)

このように回旋筋腱板は解剖学的に，運動学的に，また臨床的にも重要である．

6）肩甲上腕リズム（上肢帯と肩関節の複合的な動き）

　　実際の肩の運動は，肩関節のみで起こることはほとんどなく，上肢帯と上腕骨の複合的な動きであることはよく知られている．肩の外転についていえば，上腕骨外転 90°では，30°が肩甲骨の上方回旋，60°が肩関節（肩甲上腕関節）の外転角度となっている．その比は外転運動時，ほぼ 1：2 と一定に保たれている（図 3-20）が，さまざまな議論がある．
　　このような肩甲骨と上腕骨の連携した動きを肩甲上腕リズム（Codman のリズム）とよ

208　第3章　運動のしくみ

んでいる.

3．肘と前腕の機能

1）肘と前腕の構造

肘関節は上腕骨, 橈骨, 尺骨からなり, それぞれ腕尺関節, 腕橈関節, 近位橈尺(上橈尺)関節をなす.

（1）骨の構造

①　上腕骨の遠位端

遠位端は扁平に拡大し, 外側上顆と内側上顆を皮下によく触れる. とくに内側上顆は著しく突出しており, その後方に尺骨神経溝があり, 尺骨神経が通る. この部では尺骨神経が骨に接して通るため損傷を受けやすい部である(肘部管症候群, 遅発性尺骨神経麻痺).

下面は2つの関節面よりなる. 1つは外側の球形の関節面(上腕骨小頭)で, 橈骨頭と関節をなす(腕橈関節). 他の1つは内側の上腕骨滑車であり, 尺骨とラセン関節をなす(腕尺関節).

前面と後面は鈎突窩と肘頭窩というくぼみがあり, それぞれ尺骨の鈎状突起および肘頭が肘の伸展, 屈曲時に入り込み, 肘の関節可動域を大きくしている.

②　橈骨近位端と骨体部(図3-21)

前腕の母指側に位置する. 近位端は橈骨頭であり, 上腕骨小頭と関節をなし, 橈骨橈側面の環状関節面は尺骨の橈骨切痕と関節をなす(上橈尺関節).

橈骨体の橈骨頭から約2cm前内側方には卵円形に隆起した橈骨粗面(上腕二頭筋が付着)がある.

③　尺骨近位端と骨体部

前腕の小指側にある. 橈骨と逆で近位端が大きい. 滑車切痕は上腕骨滑車と関節をなす. 滑車切痕の後方は肘頭で, 上腕三頭筋の付着部がある. 滑車切痕の前方は鈎状突起である(図3-22). 橈骨切痕は橈骨頭と関節をなす(上橈尺関節).

（2）関節と靱帯

①　橈尺関節

上橈尺関節は橈骨頭と尺骨の橈骨切痕からなり, 下橈尺関節は尺骨頭(尺骨の遠位端)と橈骨遠位端の尺骨切痕からなる. 前腕の回外・回内に重要な関節である.

②　内側側副靱帯と外側側副靱帯

側方安定性に寄与する.

B．身体各部の機能　**209**

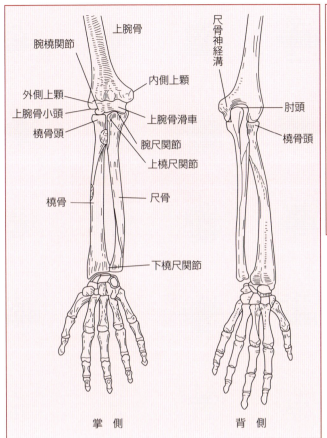

図 3-21　肘・前腕・手の骨

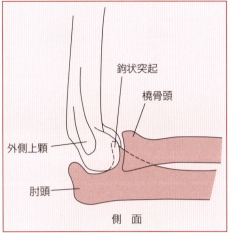

図 3-22　肘関節

③　**橈骨輪状靱帯**

近位橈尺関節で橈骨頭の環状関節面を囲み，車軸関節をなす（図 3-23）．

④　**骨間膜**

橈骨と尺骨の間の強い膜状の靱帯．回外時にとくに緊張する．骨間膜の拘縮は前腕の回外・回内を制限する（図 3-24）．

2）肘と前腕の動きと作用するおもな筋

肘関節は伸展位で軽度の外反を示す（肘角）．過度の外反は小児期の上腕骨外顆骨折後に起こりやすい．同様に内反は小児期の上腕骨顆上骨折後に起こりやすい．伸展が 0°を超える場合（過伸展）は反張肘とよばれる．肘関節の屈曲伸展軸はラセン関節として知られている．

前腕の動きは回内・回外とよばれ，その軸は橈骨頭と尺骨茎状突起を結んだ線上にある．下橈尺関節では尺骨の回りを橈骨が回転する．

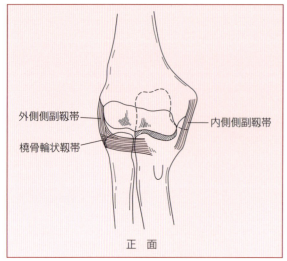

図 3-23 肘関節の靱帯

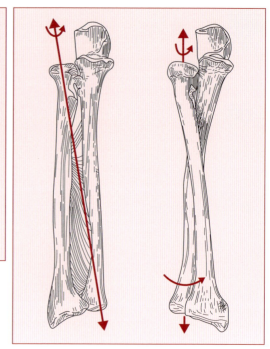

図 3-24 骨間膜と回内・回外の軸

(1) 肘関節の屈曲

上腕筋，上腕二頭筋，腕橈骨筋が作用する．橈側手根屈筋と円回内筋もわずかに作用する．

上腕二頭筋長頭の腱は長く関節内に起始をもつ(肩甲骨関節上結節)．腱は結節間溝を通り，関節外に出る．五十肩で炎症を起こしやすい部位である．肘屈曲と強力な回外作用をもつ．

腕橈骨筋は回内・回外中間位で強力な肘屈曲作用を発揮する(図 3-25)．

(2) 肘関節の伸展

上腕三頭筋，肘筋が作用する．

上腕三頭筋は唯一の実用的な肘伸筋である．この筋の麻痺は立位と座位では重力を利用できるのであまり困らないが，臥位では不便が多い．長頭は肩甲骨の関節下結節に起始をもつ2関節筋である．

(3) 前腕の回内

円回内筋と方形回内筋が作用する．

円回内筋は肘関節前面にあり，肘関節伸展位で機能するが，屈曲位では効率が低下する．

方形回内筋は肘関節屈曲位で回内作用を発揮するので，方形回内筋の作用を分離してみることができる．

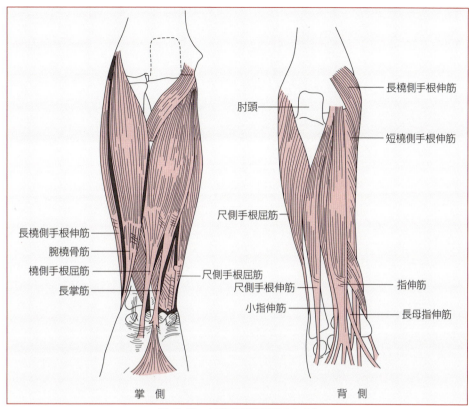

図 3-25 前腕の筋(表層のもの)

(4) 前腕の回外

回外筋と上腕二頭筋が作用する．

回外筋は表層と深層の2頭からなり，橈骨神経(深枝)がその間を走る．回外動作を繰り返すうちに橈骨神経の枝(前骨間神経)の麻痺を起こすことがあるのはそのためである．

3) 回内・回外運動と ADL

前腕の回内・回外は手のひらを返す運動である．ふだんなにげなく使っているが，日常生活活動(ADL)における重要性は高い．字を書いたり箸を使うときは回内位にあるし，顔を洗うときは回外位にある．ドアの取っ手を回すときやタオルを絞るときもこの運動を巧みに利用している．

前腕骨の骨折や骨間膜の拘縮，遠位や近位の橈尺関節の異常が運動制限を起こしやすいので注意が必要である．

4．手と手指の機能

1）手関節の骨構造と関節

手関節と手については多くの関節があるが，手指の関節については略語がよく使われる（図3-26）．

中手指節関節：MP関節；metacarpophalangeal joint

近位指節間関節：PIP関節；proximal interphalangeal joint

遠位指節間関節：DIP関節；distal interphalangeal joint

指節間関節（母指のみ）：IP関節；interphalangeal joint

① 橈骨と尺骨（遠位端）

橈骨の遠位骨端は太くなっており，外側に茎状突起を触れる．尺骨と下橈尺関節をつくる．終面は手根関節面になる．舟状骨と月状骨に接する2面よりなる．

尺骨遠位端は尺骨頭とよばれる．外側は環状関節面となり，橈骨に相対する．茎状突起は皮下に容易に触れる．

② 手根骨

8個あり，近位列に4個（舟状骨，月状骨，三角骨，豆状骨）と遠位列に4個（大菱形骨，小菱形骨，有頭骨，有鉤骨）がある．

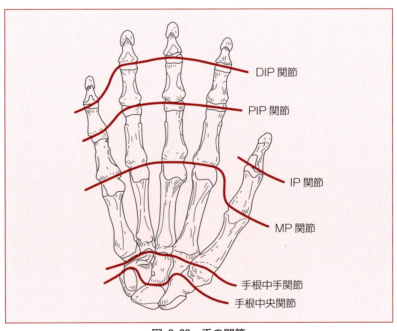

図 3-26 手の関節

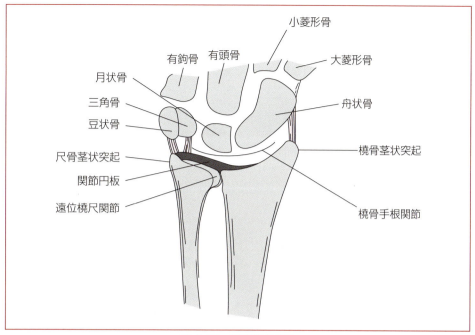

図 3-27 手関節の構造

③ **中手骨と指骨**

中手骨は近位端から底,体,頭の3部がある.第2中手骨はもっとも長い.

④ **橈骨手根関節**

橈骨下端の関節面と関節円板,近位列の手根骨(豆状骨を除く)からなる関節である.関節円板は橈骨と尺骨茎状突起にわたっており,尺骨は手根骨と直接には関節を形成しない(図 3-27).

⑤ **手根中央関節**

手根骨の近位列と遠位列間の関節.

⑥ **手根中手関節**

第1中手骨と大菱形骨とは鞍状関節を形成し,母指の比較的自由な動きをゆるす.第2中手骨は大・小菱形骨と有頭骨,第3中手骨は有頭骨と連結する.これらの連結は強固であり,ほとんど動かない.空手のように握りこぶしで物を打つとき,衝撃は第2,第3中手骨から橈骨に伝わる.

第4中手骨は有頭骨と有鈎骨,第5中手骨と結合するが,これらの結合はゆるやかで,ある程度の動きをゆるす.手を強く握ったとき第4・第5指の中手骨が動き,手の横のアーチが増強するのが観察される.

⑦ **中手指節(MP)関節**

中手骨骨頭と基節骨底の陥凹した関節面からなり,屈曲・伸展以外に内・外転運動も

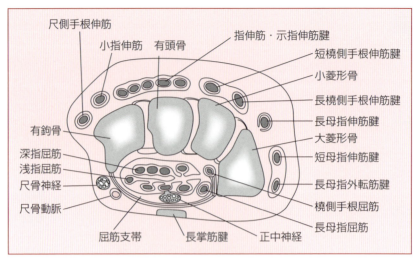

図 3-28　手関節の横断面（掌側が下）
手根骨と屈筋支帯でつくられたものが手根管

行うことができる．しかし屈曲位では両側副靱帯が緊張するため側方安定性はよくなる．
　掌側靱帯は基節骨底にしっかり固定され，MP関節掌側面をおおう板状の靱帯である．中手骨にはゆるい結合がある．掌側靱帯には指の屈筋腱腱鞘や深横中手靱帯が結合しており，手指の運動の要（かなめ）となっている．

⑧　近位指節間（PIP）関節と遠位指節間（DIP）関節，指節間（IP）関節
　蝶番関節と両側副靱帯の働きで側方安定性のよい関節である．屈曲・伸展のみ行える．
　母指では中節骨がないので，単に指節間関節とよび，同じく側方安定性もよい．手のつまみ動作には母指尺側の側副靱帯がしっかりしていないと不安定になる．この部の靱帯損傷はきちんと修復しておく必要がある．

2）手関節と手の動きと作用するおもな筋

（1）手関節の背屈と掌屈，および橈屈と尺屈

　手関節の背屈と掌屈は手根中央関節と橈骨手根関節で行われるが背屈は手根中手関節，掌屈は橈骨手根関節がより大きい可動域をもつ．橈屈は主として手根中央関節で，尺屈は主として橈骨手根関節で行われる．
　背屈筋は橈側に2つ（長橈側手根伸筋と短橈側手根伸筋）と尺側に1つ（尺側手根伸筋）および掌屈筋は橈側と尺側に各1つずつ（橈側手根屈筋，尺側手根屈筋）ある．合計5つの筋が直接手関節に作用する手関節部には背側および掌側，手根内に腱が集中しており重要な部位である（図3-28）．
　これらの筋腱は手関節を自在にコントロールすると同時に，手の使用時に手関節を安定，固定させるという重要な作用がある．

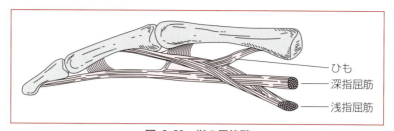

図 3-29 指の屈筋腱
深指屈筋腱と浅指屈筋腱は交差する．ひもは腱の血行に大切である

背屈筋のうち長橈側手根伸筋の脊髄レベルはC6, C7レベルともっとも高い．第6頸髄節残存の脊髄損傷患者では手関節に作用する唯一の筋であり，手関節背屈を可能にし，腱固定作用によるつまみ動作(テノデーシス)が可能となる．

(2) 手指の屈曲

浅指屈筋と深指屈筋が作用する．浅指屈筋は上腕骨内側上顆と前腕に起始し，近位指節間(PIP)関節に付着する．

深指屈筋は主として尺骨から起こり，末節骨底部に付着する．

浅指屈筋腱と深指屈筋腱は中手指節(MP)関節と近位指節間(PIP)関節との間で交差しており，複雑な構造をしているため，この部の損傷は腱の癒着が起こりやすく，治療が困難な部位である(図3-29)．

浅指屈筋は各指の分離した動きを可能とするが，深指屈筋では困難である．強い屈曲には骨間筋の作用も加わる．

(3) 手指の伸展

指伸筋は上腕骨外側上顆から起こり，中節骨の基部に付着する．中手指節(MP)関節を伸展するが，指の伸展作用はない．

虫様筋は深指屈筋腱より起こり，第2～第4指の背側腱膜に付着する．この筋が真の指伸筋であり，近位指節間(PIP)関節，遠位指節間(DIP)関節を伸展する(図3-30)．

指の完全伸展には指伸筋による中手指節(MP)関節伸展と内在筋(主として虫様筋)による指関節(PIP, DIP関節)の伸展作用が同時に起こる必要がある(図3-31)．

第2指と第5指には固有の伸筋(示指伸筋と小指伸筋)をもつ．指伸筋と同じく中手指節(MP)関節の伸展作用のみで，指全体の伸展作用はない．

(4) 手指の外転と内転

掌側骨間筋と背側骨間筋が作用する．おもな作用はそれぞれ中手指節(MP)関節の外転と内転である(図3-32, 33)．

文字どおり中手骨骨間に起始し，基節骨の基部と一部指背腱膜に付着する．したがって虫様筋の作用を補助し，指の伸展作用もある程度もつと考えてよい．

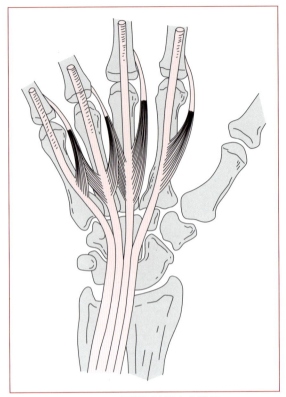

図 3-30 深指屈筋腱と虫様筋
母指側から第1〜第4虫様筋．第1と第2は深指屈筋腱の横側から起始し，第3と第4は双頭で両側から起始している．虫様筋は指背腱膜に付着し，PIP，DIP関節の伸展を行う

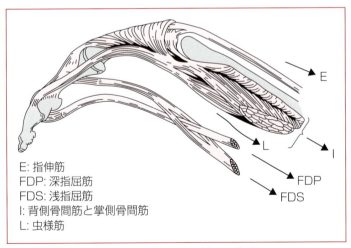

E: 指伸筋
FDP: 深指屈筋
FDS: 浅指屈筋
I: 背側骨間筋と掌側骨間筋
L: 虫様筋

図 3-31 指の伸展機構と屈筋群

B．身体各部の機能　*217*

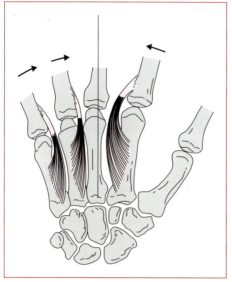

図 3-32　掌側骨間筋*
指の内転作用をもつ
*母指の内転には母指内転筋が働く．

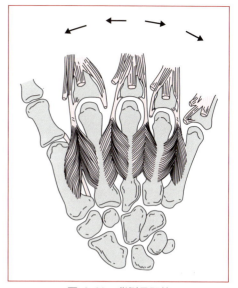

図 3-33　背側骨間筋
指の外転作用をもつ．一部は指背腱膜に
も付着し，指の伸展を行う

（5）母指に作用する筋

自由度の高い動きができる．すなわち屈曲・伸展・外転・内転の各方向に加え，対立運動を行う．

屈曲は長母指屈筋と短母指屈筋，伸展は長母指伸筋と短母指伸筋が作用する．

内在筋である母指球は短母指外転筋，母指対立筋，短母指屈筋，母指内転筋よりなる．母指球の神経支配は主として正中神経であるが，短母指屈筋は浅頭と深頭があり，浅頭は正中神経，深頭は尺骨神経の二重神経支配となっており，母指内転筋は尺骨神経支配である．

（6）小指の動き

母指ほどではないが自由度は高く，屈曲・伸展・外転・内転の各方向に加え，対立運動を行う．

内在筋である小指外転筋，小指屈筋，短掌筋，小指対立筋は小指球を形成する．すべて尺骨神経支配である．

3）手のアーチと良肢位

手には縦のアーチと横のアーチがある．縦のアーチは中手骨と指骨からなるカーブであり，横のアーチは中手骨部でみることができる．手を強く握ると第4，第5指の横のアーチが増強する．

良肢位は手の機能的な肢位のことであり，手関節軽度背屈，中手指節（MP）・近位指節

		完全伸展	内在筋プラス肢位	内在筋マイナス肢位	完全屈曲	PIP関節のみ屈曲	PIP・DIP関節屈曲
内在筋	虫様筋骨間筋	+	+	−	−	−	−
外来筋	浅指屈筋	−	−	+	−	+	−
	深指屈筋	−	−	−	+	−	+
	指伸筋	+	−	+	−	+	+
可能な動作 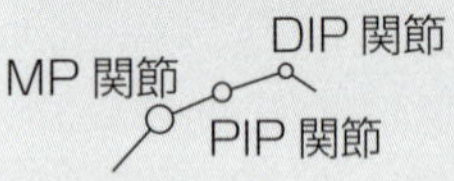		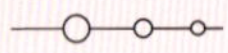	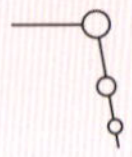	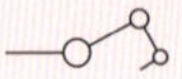	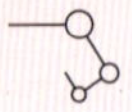	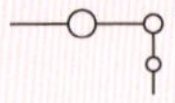	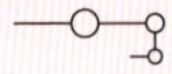

図 3-34　手の内在筋，外在筋の働きと手の肢位との関係

間(PIP)・遠位指節間(DIP)関節の軽度屈曲，母指対立位とする．手を固定するときは原則としてこの肢位とする．

4) 内在筋プラスとマイナス肢位

内在筋(手内筋)は手にある小さな筋であり，外在筋は前腕にあり，手関節を超えて指に作用する筋である．両者のバランスがとれていることが手の機能に重要である．筋バランスが内在筋に強すぎるときは内在筋プラス肢位で，弱いときは内在筋マイナス肢位と示す(図3-34)．

5) 手の変形

① スワンネック変形

白鳥の首のような変形(DIP屈曲位，PIP過伸展位)．内在筋の緊張が強い場合に起こりやすい．

② ボタン穴変形

ボタンをかけるときのような変形(DIP過伸展位，PIP屈曲位)．指の背側腱膜が近位指節間(PIP)関節部で切断された場合や，異常に伸張された場合に起こる．

③ 鷲手

虫様筋，骨間筋の麻痺により起こる．尺骨神経麻痺では第4，第5指にのみ目立ち鉤爪指となる．正中神経麻痺を伴うと全指に著明となる．その他，多発性神経炎や筋疾患

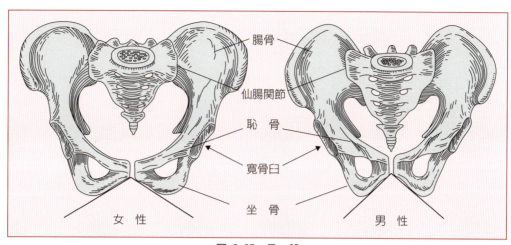

図 3-35 骨　盤
正面からみたところ．恥骨下角が女性は広く男性は狭い

にも起こる．

④　猿　手

母指球の筋が障害され，母指対立が障害された手．正中神経麻痺にみられる．

⑤　下垂手

手関節背屈が障害された場合で，橈骨神経麻痺に特徴的である．

⑥　槌　指

指背腱膜が末節骨に付着する部で切断された場合にみられる（DIP 屈曲位）．いわゆる突指（つきゆび）の後遺症としてみられることが多い．

5．骨盤と股関節の機能

1）骨盤と股関節の構造

（1）骨　盤（図 3-35）

骨盤は左右の寛骨と仙骨，尾骨からなる環状の立体的構造である．前方は恥骨結合，後方は仙腸関節にて仙骨と結合する．

寛骨は腸骨，恥骨，坐骨が 17～18 歳で癒合して 1 つの骨となったものである．結合の中心は骨盤外側の寛骨臼（股関節の臼蓋をなす）にあり，小児期には Y 字形の軟骨結合がみられる．

腸骨は寛骨の上外側にあたり，上縁は腸骨稜があり（図 3-36），腰ベルトのくる位置である．左右の腸骨稜を結ぶ線はヤコビー線（Jacoby's line）といい，第 4，第 5 腰椎間にあたる．腸骨稜の前方は上前腸骨棘，後方は上後腸骨棘を触れ，重要な計測点となってい

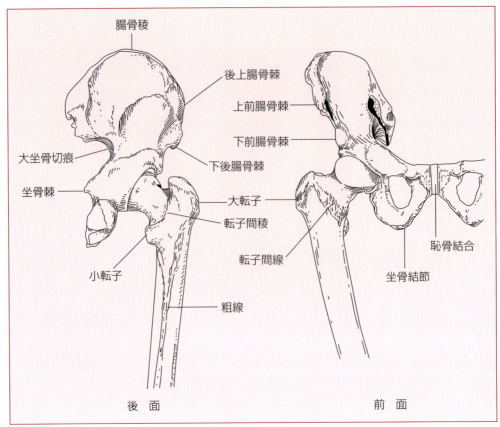

図 3-36 股関節

る．寛骨の下部は坐骨となり，下端は坐骨結節となる．座位ではこの結節に体重の大半がかかる．

仙腸関節は，腸骨後方の耳状面と仙骨の耳状面からなる強固な結合であり，半関節をなす．

恥骨結合は，寛骨の前下部を構成する恥骨の前面正中において，その左右がなす結合をいう．

（2）大腿骨近位端と骨体部

近位端は大腿骨頭，大腿骨頸部，大転子，小転子がある．大腿骨頭は球状で軟骨におおわれ，股関節をなす．骨頭の中央からやや下方に偏した部に大腿骨頭窩があり，大腿骨頭靱帯が付着する．成人の大腿骨頸部は大腿骨と約125°の角度をなし（頸体角），また骨頭は約10°前方を向いている（前捻角）．大転子は大腿骨外側にあり上方に突出し，上端はほぼ大腿骨頭の中心の高さである．皮下に容易に触れるため，計測点として重要である．小転子は内下方にあり，腸腰筋付着部である．

大腿骨体は前外側にゆるく彎曲しており，後面には殿筋粗面，粗線があり，大殿筋，内転筋付着部となっている（図3-36）．

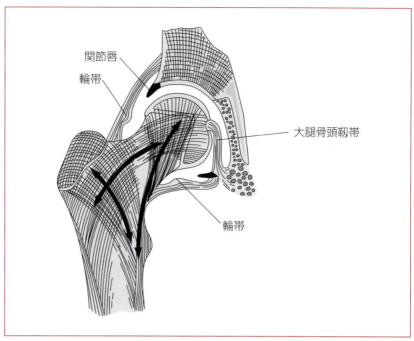

図 3-37 股関節の断面
大腿骨頸部～骨頭の骨梁の方向に注意（矢印）．3方向の骨梁の組み合わせで強度を保っている

(3) 股関節（図3-37）

寛骨臼と大腿骨頭からなる臼関節である．寛骨臼の周囲には関節唇があり，関節はより深くなっている．関節包は寛骨臼周囲から大腿骨頭と頸部を包み，大腿骨頭には直接付着していない．そのため大腿骨頭の血行は直接関節包からは入ってこない．大腿骨頸部骨折は関節包内骨折であり，容易に骨頭壊死に陥るのはそのためである．

股関節の前面には腸骨大腿靱帯（Y靱帯）がある．非常に強靱な靱帯で股関節の伸展を制限し，立位安定に寄与している．

2）骨盤と股関節の動きと作用するおもな筋

(1) 股関節の伸展

大殿筋とハムストリングスが作用する．大殿筋は殿部にある大きな筋で，日常の動作には欠かせない筋である．

大殿筋が弱いと，何かにつかまって立ち上がる動作がみられる〔登攀（とうはん）性起立〕．また立位では股関節での前屈位は，そのまま前方へ転倒する危険性がある．そのため歩行時につねに股関節を過伸展する肢位をとる（大殿筋歩行）（図3-38）．

(2) 股関節の屈筋

腸腰筋（大腰筋と腸骨筋）がおもに作用する（図3-39）．その他大腿直筋，縫工筋，大腿

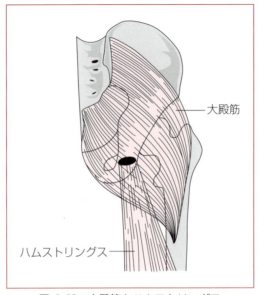
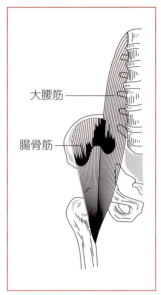

図 3-38　大殿筋とハムストリングス　　　図 3-39　大腰筋と腸骨筋

筋膜張筋，長短内転筋が作用する．

　腸腰筋は小転子に付着する．この筋が短縮すると，立位や臥位で股関節伸展時に骨盤が前方に回旋し（前傾），腰椎前彎が強くなる．逆に股関節の拘縮をみるために，他側の股関節を強く屈曲させ腰椎の前彎を矯正すると，拘縮のある側の股関節が屈曲位となる．この手技はトーマステスト（Thomas test）として知られている．

（3）外転と内転

　股関節の外転は中殿筋が主であるが，小殿筋，大腿筋膜張筋，大殿筋上部もその働きをする．

　中殿筋が弱いと患肢片脚起立位で健側である対側の骨盤が下がるが，トレンデレンブルグ徴候（Trendelenburg sign）として知られている．

　内転には大内転筋，長内転筋，短内転筋，恥骨筋，薄筋が作用する．

3）骨盤と股関節の動き

（1）腰椎骨盤リズム

　骨盤と腰椎は協同して動く（腰椎骨盤リズム）．骨盤は正常立位では軽度前傾しているが，股関節屈曲拘縮があり骨盤前傾が強くなると，腰椎の前彎が増強し，腰痛の原因となる．

（2）立位保持

　股関節は自由度の大きい関節であり，屈曲・伸展，内・外転，内・外旋を行う．伸展は股関節前方の厚い靱帯（Y靱帯）により制限されており，安定した立位保持に役立って

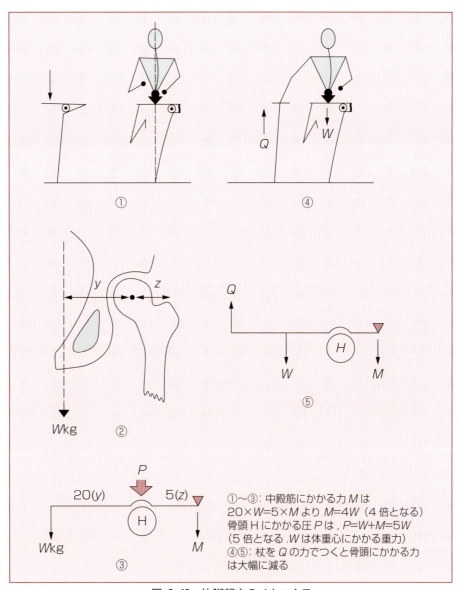

図 3-40 片脚起立のメカニクス
(標準リハビリテーション医学．変形性股関節症のリハ．土肥による)

(3) 片脚起立のメカニクス(図3-40)

片脚起立は，てこの作用により中殿筋の強い力を必要とする．そのため股関節への荷重は体重をはるかに超えたものになる．逆に，対側に杖をつくことにより股関節にかかる力を大きく減らすことができる．

224　第3章　運動のしくみ

4）股関節の異常

（1）大腿骨頸部骨折

　大腿骨頸部は海綿骨構造となっており，体重負荷に耐えるため一定方向の骨梁が発達している．高齢者になると骨粗鬆症のため骨梁が減り，骨折しやすくなる．また大腿骨骨頭は周囲からの血行が乏しく，骨折をすると骨癒合が悪く，壊死に陥りやすい．

　女性は骨粗鬆症を起こしやすいので骨折を起こしやすい．大腿骨頸部骨折後に寝たきりになるケースが多く，注意が必要である．

（2）変形性股関節症

　先天性股関節脱臼やペルテス病など小児期の股関節の異常の結果起こる2次性のものが多い．1次性のものは関節面，とくに体重負荷部に起こる退行性変性であり，X線上関節裂隙の狭小化，骨硬化，嚢胞形成，骨棘形成がみられる．軟骨変性の進展には歩行時に股関節にかかる荷重が体重の数倍に達することが大きく関与している．杖の使用が変性の予防，股関節の免荷に効果的であることは，運動学的によく知られている事実である．

6．膝関節の機能

1）膝関節の構造

（1）骨の構造（図3-41）

①　大腿骨遠位端

　大きくふくらんでおり，内側顆と外側顆，および内側上顆と外側上顆がある．内側上顆には突出した内転筋結節がある．内側顆と外側顆の間の大きなくぼみは顆間窩とよばれる．大腿骨下部は広く軟骨におおわれ，前方は膝蓋骨関節面下部より後方にかけては脛骨と関節をなす．

②　膝蓋骨

　大腿四頭筋腱中の種子骨の発達したもので，クリの実状をしている．上方はやや平らで膝蓋骨底，下方はややとがっており，膝蓋骨尖とよばれる．内面は大腿骨との関節面であり，内側面と外側面の2面からなり，鞍関節をなす．

③　脛骨，腓骨の近位端

　内側顆と外側顆がある．上面は上関節面とよばれ，大腿骨両顆と関節をなす．その中央部には突出した顆間隆起，さらにその尖端に内側および顆間結節がある．前面のやや下方に突出した脛骨粗面がある．外側顆の後方には腓骨関節面を認める．

　腓骨の上端は腓骨頭といい，その内側に腓骨関節面があり，脛骨の腓骨関節面と関節

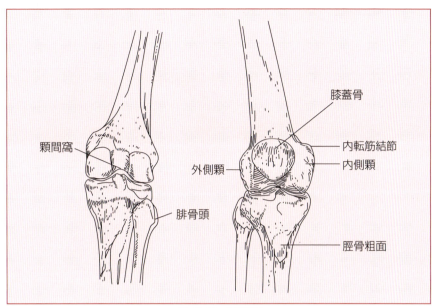

図 3-41 膝関節
大腿骨と下腿骨は約5〜10°の外反角をもつ

をつくる．腓骨頭関節面と膝関節腔に交通はない．

（2）大腿骨と脛骨のアライメント(図3-41)

大腿骨軸と脛骨軸は生理的に約5〜10°の外反角をもつ．外反が強すぎる場合は外反膝，その逆は内反膝である．しかし大腿骨頭を通る実際の荷重線は，膝関節中央を垂直に通過する．

（3）内側半月と外側半月

膝関節は人体中最大の関節で，大腿骨，膝蓋骨，および脛骨からなる．大腿骨の下端は丸みをもっているが，脛骨の上関節面は平坦である．しかしその間には2個の線維軟骨からなる内側と外側の半月がある．どちらも外縁が厚く内縁が薄い楔（くさび）状の断面をしており，大腿骨と脛骨の適合をよくしている．

外側半月は小さくほぼ円形に近い．内側半月は半円形でC形である(図3-42)．

（4）膝関節の靱帯

① 十字靱帯

関節腔内には前後に走る2本の強靱な靱帯がある．これらは十字型に交差しており，前十字靱帯および後十字靱帯とよばれる(図3-43)．

前十字靱帯は脛骨前顆間区から大腿骨外側顆内側面に，後十字靱帯は脛骨後顆間区から起こり，前十字靱帯の内側を通って大腿骨内側顆内面に付着する．十字靱帯は関節包内にあるが，滑膜におおわれており，膝関節腔外の靱帯である．十字靱帯は膝関節の前後方向の安定性を保つ作用をもつ．

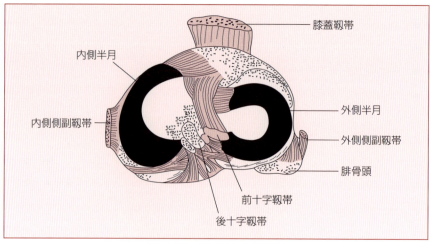

図 3-42 半月板と十字靱帯
脛骨の上関節面をみたところ

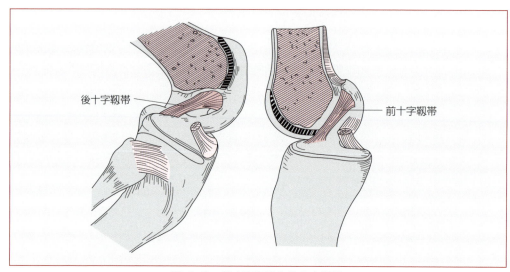

図 3-43 前十字靱帯と後十字靱帯

② 側副靱帯(図 3-44)

内側側副靱帯は大腿骨内側上顆から起こり，脛骨内側顆に付着するが，関節包や，内側半月に付着する扁平な靱帯である．外側側副靱帯は大腿骨外側上顆から起こり，腓骨頭に付着する．ひも状の靱帯で，関節包や外側半月には付着していない．両側側副靱帯は膝関節の側方安定性を保つ作用をもつ．

③ 膝蓋靱帯(図 3-44)

大腿四頭筋腱の一部であり，膝蓋骨より下方の部分で脛骨粗面につく．

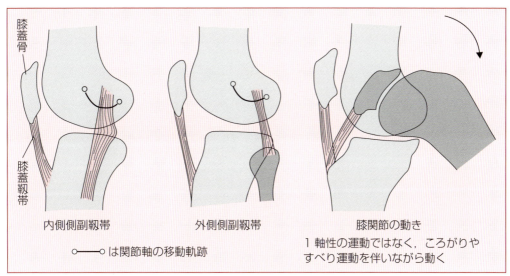

図 3-44 膝関節と靱帯の動き

2) 膝関節の動きと作用するおもな筋

(1) 屈曲と伸展

屈曲はハムストリングス(hamstrings)が作用する．半腱様筋と半膜様筋を内側ハムストリングス，大腿二頭筋を外側ハムストリングスという(図 3-45)．

半腱様筋は縫工筋と薄筋とともに脛骨内側で鵞足(がそく)をつくる．

大腿四頭筋は膝関節の唯一の実用的伸筋であり，大腿直筋，内側広筋，外側広筋，中間広筋の4つからなる．このうち大腿直筋は骨盤の下前腸骨棘から起こる2関節筋である．大腿直筋は股関節の屈曲作用も合わせもつ．内側広筋は膝関節の完全伸展に重要な作用があると考えられている(図 3-46)．

(2) 膝関節のメカニクス

屈伸作用をもつが，実際は複雑な動きをする．大腿骨の顆部は側方からみて正円ではなく，曲率は前のほうが大きく，後ろにいくほど小さい．そのため関節軸は屈曲・伸展運動とともに変化し，多軸関節となっている．

立位で膝関節を完全伸展位にすると，大腿骨は脛骨に対してわずかに内旋位に固定され安定を保つ(終末回旋)．いわゆるロックされた状態である．逆に完全伸展位から屈曲すると，初期にわずかの外旋が起こる．これは内側顆のほうがやや大きいことや，半月の形態などが関連している．

屈曲初期には大腿骨が脛骨上でころがり運動をするが，それを過ぎると大腿骨は脛骨上ですべり運動を行いながら，完全屈曲に達する(図 3-44)．

側副靱帯は伸展位で緊張し，屈曲位でゆるむ．

前十字靱帯は脛骨の前方への移動を制限する．前十字靱帯を損傷すると膝を屈曲し，

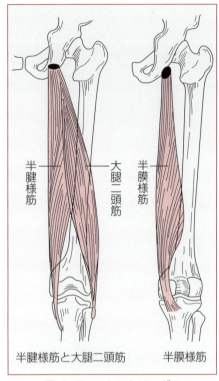
図 3-45 ハムストリングス

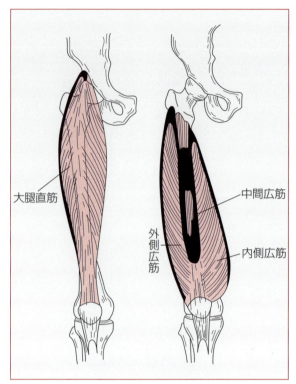
図 3-46 大腿四頭筋

脛骨を前方に引いたとき異常な前方移動をみる．引き出し症状とよばれる．
後十字靱帯は脛骨の後方への移動を制限する．

3）膝関節の異常(図3-47)

（1）変形性膝関節症

膝関節の退行性変化により起こる．股関節と異なり1次性のものが多い．初発症状は歩き始めの疼痛や階段昇降時の疼痛が多く，しだいに大腿四頭筋萎縮や関節水腫を起こすようになる．多くは内側の関節面に変性が起こりやすく，進行すると内反膝いわゆるO脚となる．一度内反変形を起こすと，荷重線が膝関節内側を通るようになり，さらに進行する．X線上は関節裂隙の狭小化，骨硬化，骨棘形成，骨破壊などが起こる．

（2）反張膝

膝の後方の関節包は強靱で，膝の伸展時に緊張し，膝の過伸展を防止している．立位では重心線が膝関節の前方にあるかぎり安定した伸展位を保持できる．しかし，大腿四頭筋が強すぎる場合や，ハムストリングスなどの屈筋群が弱い場合など，膝伸展ストレスがつねにかかる状態では，膝の過伸展（反張膝）が起こる．

興味あるのは足部が尖足位にある場合で，足部の接地荷重時につねに膝に伸展力が働

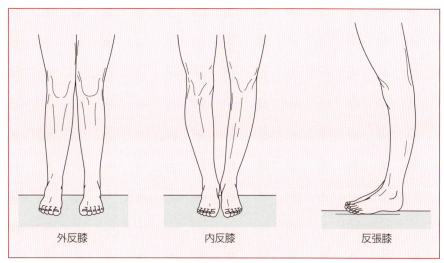

図 3-47　膝の変形

くため反張膝になりやすい．大腿四頭筋が弱い場合も同じようなメカニズムが働く．すなわち下腿三頭筋をつねに緊張させ，膝の伸展力に作用させるため反張膝を生ずる．

7．足の機能

1）足（足関節と足部）の構造(図3-48)

（1）骨の構造

① 脛骨と腓骨の遠位端

脛骨の下端（下関節面）は距骨と接する．内側は内果が突出し，内果関節面は距骨と接する．腓骨下端はややふくらんだ外果となり，外果関節面にて距骨と接合する（図 3-49）．

② 距　骨

後方は距骨体といい，その上方は鞍状で脛骨と関節をなす（距骨滑車；図 3-49）．両側は内果および外果と関節面をなす．下方は踵骨と関節をなす．前方は少しくびれた距骨頸に続いて球形の距骨頭となる．

③ 踵　骨

後方に大きく突出する踵骨隆起があり，アキレス腱が付着する．

上面の関節面および内側にある大きな突起（載距突起）は距骨と関節をなす．

④ その他の足根骨

舟状骨は距骨頭と関節をなし，前方は3つの楔状骨と接合する．

楔状骨は内側から第1，第2，第3楔状骨とよび，第3楔状骨の外側は立方骨に接する．

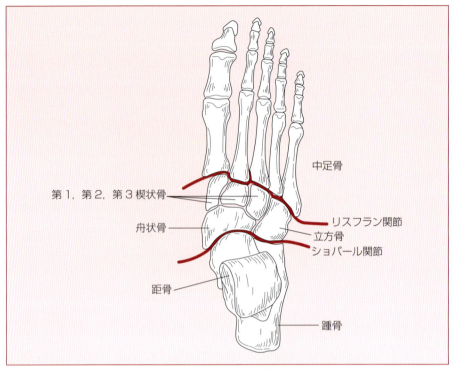

図 3-48　足部の骨構造

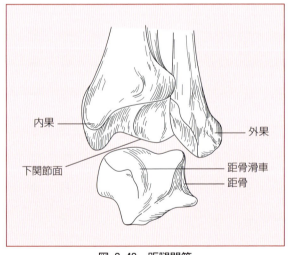

図 3-49　距腿関節

　立方骨の後面は踵骨に，前面は第4，第5中足骨に接する．

⑤　中足骨と指骨

　中足骨は後方より中足骨底，中足骨体および中足骨頭を区別できる．第5中足骨骨底は外側に突出しており，皮下によく触れることができる．

　(足の)指骨は基節骨，中節骨，末節骨からなる．第1指は基節骨と末節骨のみからな

る.

（2）足関節と足の連結

足関節は距腿関節と距骨下関節からなる.

①　距腿関節

脛骨の下関節面，内果関節面および腓骨の外果関節面と距骨からなる関節である．脛骨と腓骨は下腿骨間膜と脛腓靱帯で結合している．距骨滑車は前方がやや広くなっているため，足背屈時に脛腓靱帯部で少し広がる．逆に底屈時に距骨は不安定となる.

距腿関節の底背屈の軸は内果下端と腓骨を結ぶ水平線上にある（図3-49）.

②　距骨下関節

距骨と踵骨間の関節であり，3つの関節面からなる．この関節の動きは足を内・外反するような動きであり，歩行，とくに悪路歩行時などで足部の微妙な内・外反のコントロールをする.

③　距踵舟関節と踵舟靱帯

距骨，踵骨および舟状骨の間に顆状関節が成立する．距骨頭の下には底側踵舟靱帯があり，距骨頭を下から支えている.

④　足関節の靱帯

足関節の側方安定性を維持する靱帯である.

内側は三角靱帯が内果から舟状骨，距骨，踵骨に広がっている．外側は前・後の距腓靱帯と踵腓靱帯からなる.

⑤　ショパール（Chopart）関節（図3-48 参照）

距舟関節と踵立方関節のことで，横足根関節のことである.

⑥　リスフラン（Lisfranc）関節（図3-48 参照）

足根中足関節のことである.

2）足関節の動きと足に作用するおもな筋（図3-50）

距腿関節と距骨下関節，その他の足根骨，指骨の動きが合成され複雑な運動をするので，次のような運動方向に分けて考えるとよい．すなわち，底屈と背屈，回内と回外，内転と外転である．内がえし（内反）は底屈，回外，内転の合成運動であり，外がえし（外反）は背屈，回内，外転の合成運動である.

（1）底　屈

下腿三頭筋，後脛骨筋，長指屈筋，長母指屈筋，足底筋が作用する.

下腿三頭筋は腓腹筋とヒラメ筋の総称である．人体最大の腱であるアキレス腱となって踵骨につく．腓腹筋は2関節筋であり，膝関節にも作用する．下腿三頭筋は立位保持の活動に必要な唯一の筋である（図3-51）.

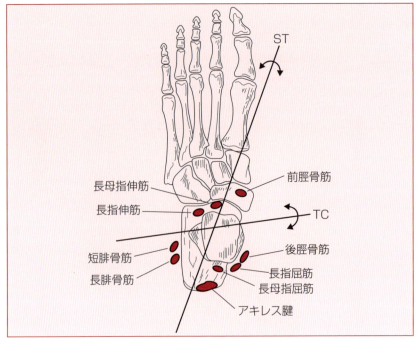

図 3-50 足の骨と距腿関節軸(TC), 距骨下関節軸(ST)と腱の配列

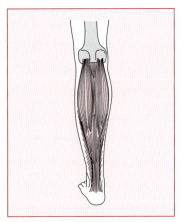

図 3-51 下腿三頭筋とアキレス腱

　後脛骨筋は脛骨内側にあり，内果後方を回り，舟状骨および足底にかけて幅広く付着する．足関節を底屈し，内反を行う．歩行時に足部の左右の安定性を保つのに重要である．

　痙性麻痺ではアキレス腱とともに緊張が高まり，内反尖足を起こす．

(2) 背　屈

　前脛骨筋，長指伸筋，長母指伸筋腱が作用する．

　前脛骨筋は下腿前面の大きな筋である．第1楔状骨，第1中足骨に付着するため，主

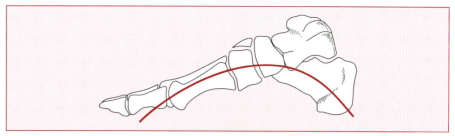

図 3-52　足の縦のアーチ

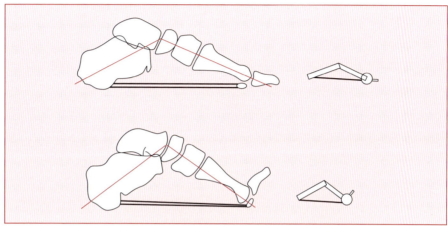

図 3-53　足底腱膜の巻き上げ機(windlas)効果
足指背屈により足底腱膜が緊張し，足のアーチが増強する

要な足関節背屈筋であるが，足部の内反作用も強い．

　長短腓骨筋は足部の外がえしと底屈を行う．足関節には他に有効な外がえしに働く筋がないため，この筋の麻痺は足部の外側安定性がいちじるしく失われる．

3）足のアーチと変形

（1）足のアーチ

　縦のアーチと横のアーチがある．縦のアーチは内側と外側で異なり，当然内側のほうが強く，いわゆる"つちふまず"を形成する．横のアーチは中足骨部に明瞭にみることができる（図3-52）．

　アーチを維持するのは骨構造，筋力および足底腱膜が関与している．このうち足底腱膜は足底の筋をおおう強靱な腱膜で，足指背屈により緊張する．これは巻き上げ効果として知られている．つま先立ちをすると足の筋および足底腱膜が効果的に作用し，足のアーチが増強するのがわかる（図3-53）．

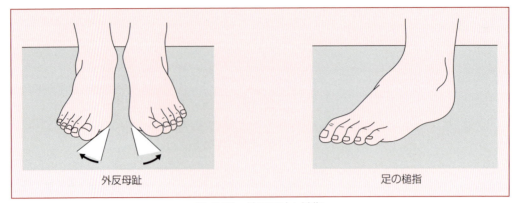

図 3-54　外反母趾と槌指

(2) 足の変形

① 尖　足

足部が底屈した状態．2つの場合が考えられる．1つは足底屈筋の緊張が異常に強い場合で，内反を合併し内反尖足の形になることが多い．他の1つは腓骨神経麻痺などで足背屈筋が麻痺した場合である．この場合下垂足ともよばれる．

② 内反足

内反足は足部が底屈，回外，内転した状態をいう．先天性内反足は生下時にみられ，ただちに治療する必要がある．

③ 扁平足

足のアーチが低下した状態．つちふまずが消失する．外反扁平の形をとることが多い．足部に作用する筋力が弱い場合に起こりやすい．発育時には骨・関節の強さがまだ十分でなく長時間立位の労働で起こったり，肥満による足への負荷により起こる場合もある．

④ 凹　足

足のアーチが高すぎる状態．底屈筋に比し前脛骨筋が強すぎる場合によくみられる．逆に前脛骨筋が弱く足指の背屈で代償しようとするものも足底腱膜の巻き上げ効果により凹足となっている場合が多い．

⑤ 槌指，鷲指

足指に作用する外来筋と内在筋のバランスがくずれた場合に起こる．痙性麻痺によく合併する（図3-54）．

⑥ 外反母趾

第1中足骨の内転と中足指節（MP）関節での母指の内転がみられる．中足骨骨頭は大きく足内側に突出し，バニオン（bunion）とよばれる．足の横のアーチがくずれると中足骨が扇状に開き，第1中足骨の内転と代償的な母指の外転が起こる．母指内転筋のスパズム（spasm；筋痙攣），先の細い靴を履く習慣なども原因としてあげられる（図3-54）．

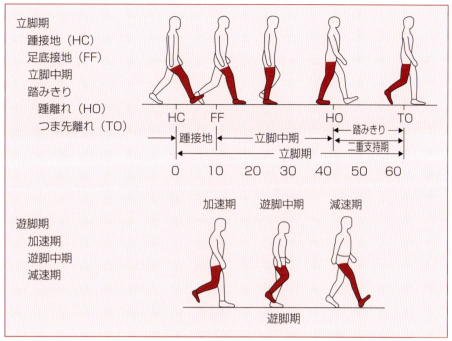

図 3-55 歩行のサイクル

8. 正常歩行と異常歩行

1) 歩行とは

歩行(walk)は四肢の交互運動による重心の移動と定義することができる．杖や装具を用いても歩行であるが，車椅子での移動は歩行ではない．

2) 歩行のサイクル(図3-55)

1サイクルとは1側の踵接地からふたたび同じ側の踵接地までをいう(1.03±0.10秒)．すなわち2歩に相当する．この間を次のように分類する．

① 立脚期〔踵接地，足底接地，立脚中期，踏み切り(踵離れ，つま先離れ)〕
② 遊脚期(加速期，遊脚中期，減速期)
③ 二重支持期

立脚相は1サイクルの約60％，遊脚相は約40％，二重支持期は両足が同時に接地している時期で，15～20％である．

歩行速度が速くなると二重支持期は少なくなる．二重支持期が0になると走行(run)となる(両足が同時に床から離れる)．

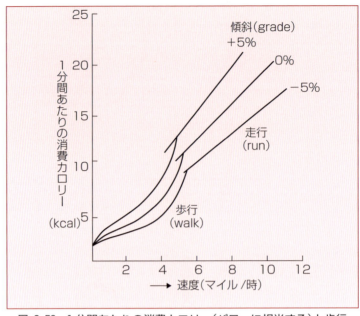

図 3-56 1分間あたりの消費カロリー(パワーに相当する)と歩行速度(マイル/時)の関係
5％の登り，平地，5％の下りについて図示．ある速度を越えると走行(run)のほうが，歩行(walk)より時間あたりの消費カロリーが少ない．すなわち疲れないといえる
(Downey and Darling : Physiological Basis of Rehabilitation Medicine. Butterworth-Heinemann, 2001.)

3）歩行の速度とエネルギー消費

　歩行速度を上げていくと，1分間あたりの歩数と1歩の長さ(歩幅；step length)の両方が増す．普通の歩行では毎分110歩程度で，歩行距離は毎分60〜80 m程度である．
　歩行は全身の筋肉をリズミカルに使う有酸素的運動で，運動として行わせるのによい．
　時間あたりのエネルギー消費は，当然歩行速度が速ければ大きくなる．速歩は毎分100 m程度の速度で行うが，適度な運動強度(6〜7メッツ；METs：第2章J-2)-(1)①参照)でのエネルギーの消費が可能であり，生活習慣病予防にすすめられる方法である．歩行速度には限界があり，ある速度を超えると走るほうがかえってエネルギー消費が少ない(図3-56)．
　定められた距離を歩行するのに必要とされるエネルギー消費では，歩行速度が遅すぎても，速すぎてもエネルギー消費は高い．もっともエネルギー消費の低い速度は，各人のもっとも楽な速度(自由に歩くときの速度)と考えられる(図3-57)．
　なお，単位時間内の歩数(歩/分)を歩行率(cadence；ケイデンス)と呼ぶ．

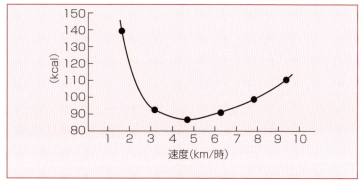

図 3-57 1マイル(1.6 km)歩行するのに必要なカロリー
横軸は歩行スピード(マイル/時).3マイル(4.8 km)/時でカロリー消費がもっとも少ない.すなわち歩行の効率がもっともよい
(Downey and Darling: Physiological Basis of Rehabilitation Medicine. Butterworth-Heinemann, 2001. より一部改変)

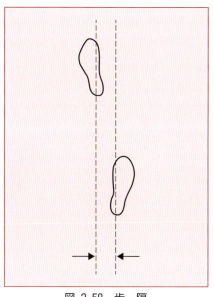

図 3-58 歩 隔
通常 5〜10 cm

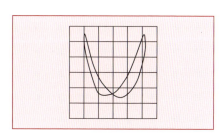

図 3-59 歩行時の前頭面(前額面)での重心の軌跡

4）歩行の分析

（1）歩 隔(step width)

踵接地間の中点を結ぶ両足の左右の間隔.正常歩行では 5〜10 cm 程度である.失調症,バランスの悪い場合は広くなる(図 3-58).

（2）歩行における重心の軌跡とそのメカニクス

歩行時の重心位置は第1仙椎〜第3仙椎の上縁間前方にあり,身体全長の足底から約 55％のところに存在する.そして下方へ股関節の後ろ約 1.8 cm と膝関節の前方より足

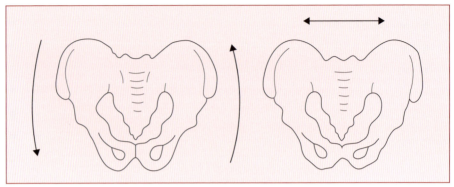

図 3-60 歩行時の骨盤の傾きと左右移動

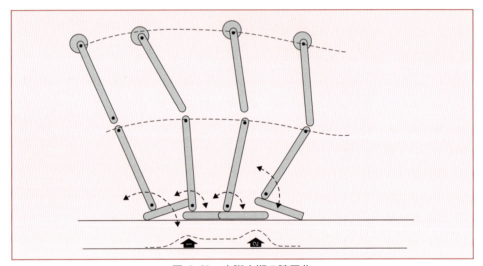

図 3-61 立脚中期の膝屈曲
膝と足関節の協調的動き
(Cailliet : Foot and Ankle Pain より)

関節外果の前方を通過する．歩行時の重心の軌跡は側面からみると(矢状面)なめらかなサインカーブを描く．上下動は 4〜5 cm 以内である．上からみると(水平面)左右の移動もなめらかなサインカーブを描き，やはりその移動は 4〜5 cm 以内である．前または後からみると前頭面(前額面)，蝶のような形となる(図 3-59)．歩行の重心移動がこのようになめらかなのは，歩行時のエネルギー消費を低くするためであり，以下に述べるような身体のメカニズムが働いている．

① 骨盤の傾き：歩行時遊脚側の骨盤が下がる．約 5°である(図 3-60)．
② 骨盤の左右移動：立脚側に移動する．4〜5 cm である(図 3-60)．
③ 骨盤の回旋：遊脚側が前方に回旋する．約 4°である．
④ 立脚中期の膝屈曲：立脚中期に膝が軽度屈曲する．約 15°である(図 3-61)．

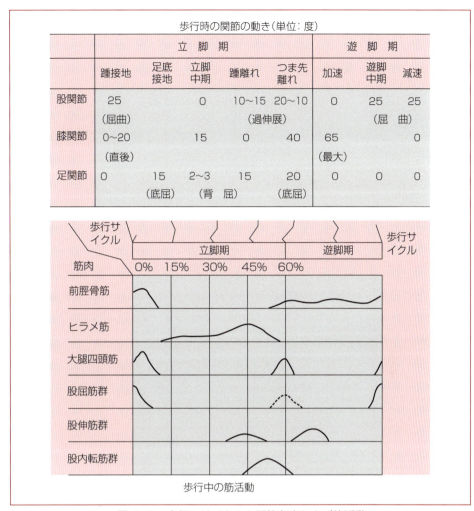

図 3-62 歩行のサイクルと関節角度および筋活動

⑤ 膝と足関節の協調的動き：踵接地から踏みきりにかけて足関節の動きと対応して膝は伸展—屈曲—伸展—屈曲を行う．

(3) 歩行時の関節の動きと筋活動(図3-62)

歩行のサイクル各時期の関節角度や筋活動は，正常歩行時についてほぼ一定である．図3-62の上表からは，たとえば立脚後期に足関節は底屈運動に作用していることがわかるし，また同下図からは，足関節の背屈筋群は遊脚相に，底屈筋群は立脚相に活動し，大腿四頭筋は立脚相初期に関与する一方，ハムストリングスは主に遊脚相に活動していることが読み取れる．

5) 異常歩行

歩行の異常は種々の原因で起こる．異常歩行には多くの情報を含んでおり，歩行を観察するだけで診断，評価，治療方針決定に役立つ．異常歩行の種類，原因，メカニズム

表 3-4 異常歩行の種類

①疼痛性跛行　もっとも多い．疼痛のために立脚相が短くなり，下肢を引きずる歩行
②麻痺によるもの
　前脛骨筋群麻痺……steppage gait（鶏歩）：遊脚期に膝を高くあげて足先から接地する．
　中殿筋麻痺……トレンデレンブルグ（Trendelenburg）：重心の側方動揺が大きいもので，患側片
　　　　　　　　脚立位時に遊脚側の骨盤が下降する．
　　　　　　　　または弾性墜落性跛行
　大殿筋麻痺……gluteal lurch（大殿筋歩行）：立脚期に重心線が股関節の後ろを通るように，体幹
　　　　　　　　と骨盤を後方へ引いた歩行
　下腿三頭筋麻痺……dromedary gait〔らくだ（駝）歩行〕
③中枢神経障害によるもの
　痙性歩行（spastic gait）　脳損傷や上位脊髄不全損傷にみられる．膝伸展位で両下肢を交差して
　　　　　　　　　　　　　歩行する（はさみ足歩行）．
　失調性歩行（ataxic gait）　小脳障害にみられる．両下肢を大きく開き，方向転換は不安定である
　　　　　　　　　　　　　（よろめき歩行）．
　前方突進（propulsion）　パーキンソン病にみられる．歩幅が短く，すくみ足や小刻み歩行を呈し，
　　　　　　　　　　　　体幹が前傾し突進現象を示す．
　片麻痺歩行（hemiplegic gait）　脳血管障害．体幹は前傾し，麻痺側は遊脚期にぶんまわし・外転・
　　　　　　　　　　　　　　　　外旋となり，はさみ足を呈する．また膝は立脚期に反張し，足は
　　　　　　　　　　　　　　　　内反尖足となり，踵接地を失う．
④その他多くの分類，よび方がある
　ヒステリー歩行　器質的疾患や異常所見がないのに，片麻痺歩行に類似したり，運動失調性歩行な
　　　　　　　　どを呈するもの．心因性障害が疑われるが，詐病ではない．

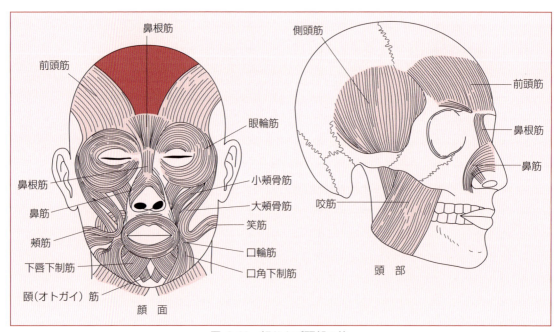

図 3-63　顔および頭部の筋

表 3-5 頭部の筋とその作用

部位	筋 名	作 用
前頭と鼻部	前 頭 筋 （後 頭 前 頭 筋）	額に皺をよせる
	皺 眉 筋	眉に皺をよせる（眉をひそめる）
	鼻 根 筋	鼻梁に皺をよせる（嫌悪の表情）
	鼻 筋	鼻の穴を拡げる，閉じる
眼の周囲	眼 輪 筋	目を閉じる
	上 眼 瞼 挙 筋	目を開く
口の周囲	口 輪 筋	口をすぼめる
	小 頬 骨 筋	上唇を前に突き出す
	口 角 挙 筋	唇の端の上縁を引き上げる（冷笑する）
	大 頬 骨 筋	口角を上外側に引き上げる（ほほえむ）
	笑 筋	口角を真横に引く（しかめ面）
	頬 筋	頬を圧縮する
	下 唇 下 制 筋	下唇を前に突き出す
	口 角 下 制 筋	口角を下方に引く
	頤（オトガイ）筋	頤の尖端を上方に引き上げる
	広 頸 筋	頸部表層の筋であるが口角を下方に引く
咀嚼筋	側 頭 筋	歯をくいしばる
	咬 筋	咀嚼
	内 側 翼 突 筋	
	外 側 翼 突 筋	

を知っていればそれほどむずかしいことではない（表 3-4）.

9. 顔面および頭部の筋

解剖学的には頭部の筋を顔の筋と咀嚼筋に分ける．部位によるおもな筋とその作用は図 3-63，表 3-5 に示す．

索　引　**243**

索　引

● 欧文索引，和文索引とした.
● 和文索引はカタカナ，ひらがな，漢字
　の順に，漢字は同音の場合，字画数順
　に配列した.

欧文索引

A
ADL　38,74
ADL 訓練　54,61,107

B
Brunnstrom stage　44
Brunnstrom 法　53,84

F
FIM　39

G
Garden 分類　145

I
ICF　3
ICIDH　3
IL　2

M
MMPI　47
MMSE　49
MMT　22
MRC スケール　172

P
PNF　53

R
RA　150
ROM　87
ROM-T　22
ROM 障害　101

S
SACH 足　121
Steinbrocker 分類　151,153

T
T 字杖歩行　55

W
WAIS-Ⅲ　49
WISC-Ⅳ　49

Y
Y-G（矢田部-ギルフォード）性
　格検査法　47

和文索引

ア
アイロン体操　136
足のアーチ　233
足の機能　229
足の変形　234

イ
インテーク面接　76
医学的リハビリテーション
　7,51
異所性骨化　102
異常姿勢　188
異常歩行　239
移乗動作訓練　104
維持期リハビリテーション　15

ウ
ウィリアムス体操　56,139
ウェクスラー成人知能検査　49
ウェルニッケ失語　64
運動　177,183
運動学　183
運動強度　178
運動障害　126
運動耐容能テスト　171
運動の協調性　38
運動発達テスト　44

運動発達評価法　44
運動負荷試験　178
運動麻痺　43,101
運動療法　51
運動路　189

エ
遠心性収縮　52

オ
凹足　234
応用歩行訓練　56
温熱療法　58,134

カ
下肢切断　111
下腿義足　72
下腿切断　120
加齢現象　18
仮性球麻痺　82
家屋の改造　107
家族　41
家庭復帰　96
介護予防　21
回旋筋腱板　206
回転力　183
回内・回外運動　211
回復期リハビリテーション　14
改訂長谷川式簡易知能評価ス
　ケール　49
開ループ制御　197
外反母趾　234
片麻痺　80,84
肩　202
肩関節周囲炎　134
肩関節の動き　205
括約筋障害　43
活動　5,38
仮義肢　119
患者・家族教育　75
寒冷療法　60
換気機能　172
換気機能の型　169

244　索引

感覚　191
感覚訓練　160
感覚障害　101
関節運動　183
関節可動域訓練　51
関節可動域テスト　22
関節可動域の表示　23
関節拘縮　42,83
関節モビリゼーション　53
関節リウマチ　150
関節リウマチ診断基準　151
環境因子　6,41
眼振　195
顔面および頭部の筋　241

ギラン・バレー症候群　163
起立訓練　104
起立性低血圧　109
基本肢位　186
基本動作訓練　54
機能障害　3
機能的作業療法　60
機能的電気刺激　60
義肢　70
義肢装着時期　118
義肢装着者の社会復帰　123
義手　70
義足　71,112
求心性収縮　52
急性期リハビリテーション　14
球麻痺　82
居住環境　41
距骨下関節　231
距腿関節　231
共同運動　196
協調性訓練　53
胸郭　201
胸髄損傷　98
胸椎　198
胸部手術後のリハビリテーション　175
教育的リハビリテーション　7
筋弛緩訓練　53
筋電義手　73
筋電図バイオフィードバック訓練法　54
筋力増強　52

クレペリンテスト　48

屈曲反射　193
車椅子　69,70
車椅子のチェック　70

ケアマネジメント　76
経皮的末梢神経電気刺激　58
痙縮　80,101
痙性麻痺　43
痙攣　127
傾斜反応　195
頸髄損傷　98
頸椎　198
頸腕障害　137
肩甲骨　203
肩甲骨の動き　204
肩甲上腕関節　204
肩甲上腕リズム　207
肩甲帯　202
肩手症候群　83
健康　2
健忘失語　64
牽引　60
幻肢　114
言語障害　82
言語治療　94
言語聴覚療法　63
言語発達　65

コ

コース立方体テスト　48
コッドマン体操　57,136
ゴールの設定　15
呼吸運動　170
呼吸器疾患　169
呼吸器リハビリテーション　172
呼吸筋　202
呼吸筋群トレーニング　173
呼吸困難　170
呼吸障害　102
呼吸不全　170
固有感覚　191
固有受容器神経筋促通法　53
股関節　221
個人因子　6
五十肩　134
口腔ケア　66
交叉性伸展反射　193
光線療法　58
抗重力筋　188

拘束性障害　169
高位脊髄損傷　175
高次脳機能　45
高齢者の特性　17
構音障害　64
国際障害分類　3
国際生活機能分類　3
骨関節疾患　134
骨粗鬆症　42,83
骨盤　219
骨盤と股関節の動き　222
骨格筋の萎縮　42
骨折　20

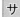

サイム義足　113
サルコペニア　43
サンダーランド分類　159
作業用義手　73
作業療法　60
作業療法の導入　63
鎖骨　203
坐骨神経障害　162
在宅ケア　20
参加　5,40

四肢麻痺　98
矢状面　186
弛緩性麻痺　43
姿勢反射　194
自助具　68
自転車エルゴメーター　180
自動運動　52
自動介助運動　52
自立生活　2
自律神経過反射　110
自律神経障害　101,160
軸索変性　158
失語症　63
失語症の評価　64
失語症の分類　64
失認　46,82
膝蓋腱反射　191
膝蓋骨　224
膝蓋靱帯　226
膝関節　224
膝関節のメカニクス　227
失行　46,82
失行失認テスト　45
社会的不利　3,41

索　引　**245**

社会的リハビリテーション　7
社会復帰　75
尺骨神経障害　161
尺骨神経, 正中神経合併障害　161
手関節　212, 214
十字靱帯　225
重心線　187
循環障害　43
小児切断　121
小児のリハビリテーション　124
小児用ウェクスラー知能検査　49
消化器障害　102
障害　2, 4, 10
障害高齢者　19
障害の受容　49
障害モデル　3, 6
上肢手指機能訓練　105
上肢切断　113
上腕義手　113
上腕切断　121
食材の工夫　66
職業前評価・訓練　62
職業的リハビリテーション　7, 16
職場環境　41
職場復帰　96
褥瘡　43, 83, 103, 108
心筋梗塞　181
心疾患　177
心身機能　5
心身機能・身体構造　22
心理テスト　46
心理的荒廃　43
伸張反射　191
身体構造　5
身体障害者数　10
身体障害者の動向　10
神経筋疾患　175
神経筋促通法　53
深部感覚　191
進行性筋ジストロフィー　132

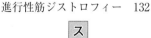

スタインブロッカー分類　151, 153
スプリント　93
スポーツ外傷　148
スポーツ障害　148

スポーツリハビリテーション　149
水治療　60
水平面　186
錐体外路　190
錐体路　189
随意運動　196

セドン分類　159
セルフケア　74
正常発達　128
正常発達過程　129
正常立位　187
正中神経障害　161
生活関連活動　93
生活機能　3
性格検査　47
性機能障害　103
精神医学的作業療法　62
精神発達遅滞　126
脊髄前角の障害　163
脊髄損傷　98
脊髄損傷の運動レベル　100
脊髄の保護　103
脊髄反射　191
脊柱　198
脊椎　198
切断　111, 133
切断の原因と分類　111
摂食嚥下障害　50, 65
摂食嚥下能力のグレード　66
仙骨　198
尖足　234
全失語　64
全身調整運動　55, 174
前額面　186
前頭面　186
前腕切断　121
漸増抵抗運動　52

ソーシャルワーク　75
ソケット　70
ソケットの採型　119
粗大運動評価　38
装具　67, 92
装飾用義手　72
総腓骨神経障害　162
足関節　229
足部　229

側副靱帯　226
側彎体操　57

他動運動　52
他動的関節可動域訓練　87
田中-ビネー知能検査　48
立ち直り反射　195
多発性神経炎　163
多発性神経障害　158
体位ドレナージ　174
体位排痰訓練　174
体位変換　87
体温管理　109
大腿義足　72
大腿骨頸部骨折　145, 224
大腿四頭筋　228
大腿切断　120
脱髄　158
炭酸ガスの蓄積　170
断端　111
断端管理　116
断端訓練　117
断端周径　116
断端神経腫　115
断端長　116
断端の状態　116
断端皮膚の問題　115
断端浮腫　115

チームアプローチ　13
地域環境　41
地域ケア　16
地域リハビリテーション　15, 16
治療的電気刺激　58
治療プログラム　15
知能検査　48
肘関節　209

対麻痺　98
椎間円板　200
椎間板　200
杖　67
槌指　234

てこ　185
手のアーチ　217

246　索引

低周波電流　58
抵抗運動　52
転倒　20
伝導失語　64
電気刺激　58
電動義手　73

トーマステスト　222
トルク　183
トレッドミル　179
トレンデレンブルグ徴候　222
徒手筋力テスト　22
等尺性運動　52
等張性運動　52
橈骨神経麻痺　161
動機づけ　49

内在筋プラス肢位　218
内在筋マイナス肢位　218
内反足　234
内部障害　177

ニ

2次ニューロン　190
ニューロパチー　158
二分脊椎　133
日常生活活動　38,74
日常生活活動訓練　61
尿路合併症　109
尿路結石　42
認知症　20
認知症のスクリーニング　49

ネ

ネットワーク　17

ノーマライゼーション　2
能動義手　72
能力低下　3,38
脳血管障害　80
脳障害の原因　125
脳性麻痺　124
脳性麻痺の分類　125
脳卒中　80

ハムストリングス　227
バージャー体操　57

バーセルインデックス　39
バイオフィードバック法　54
パーキンソン病　165
パラシュート反応　195
肺気腫　169
肺機能テスト　172
排尿障害　82
排便管理　109
排便障害　82
廃用症候群　42,74
発達テスト　128
反射　101,191
反射弓　191
反張膝　228

ヒ

ヒュー・ジョーンズの重症度分類　171
肘と前腕の構造　208
表在感覚　191
表情筋訓練　167
評価会議　15

フィードバック制御　197
フィードフォワード制御　197
フレンケル体操　56
ブルンストロームのステージ　44
ブルンストローム法　53,84
ブローカ失語　64
不随意運動　196
不適応　49
腹式呼吸訓練　173
物理療法　57
分娩麻痺　164
文章完成法テスト　48

ヘ

ベーラー体操　57
平衡反応　195
閉ループ制御　197
変形性股関節症　142,224
変形性膝関節症　140,228
扁平足　234

ホ

ホームプログラム　96
ボバース法　53
ポジショニング　85
歩隔　237

歩行　235
歩行訓練　55
歩行速度　40
歩行のサイクル　235
歩行の速度　236
歩行の評価　39
歩行の分析　237
補装具療法　67
防御反応　195
膀胱管理　109
膀胱直腸障害　101

マイルストーン　129
マスター2階段法　180
マット訓練　104
松葉杖歩行　55
末梢神経障害　158
慢性閉塞性肺疾患　169

ミネソタ多面的人格検査　47

メッツ　178
面接技術　76

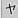

ヤールの重症度分類　166
矢田部-ギルフォード性格検査法　47

予防的リハビリテーション　14
腰椎　198
腰痛　138
腰痛体操　56

ラスク　9
ラセーグ徴候　138

リスク管理　94,108
リハビリテーション　1
リハビリテーション医学　8
リハビリテーション看護　73
リハビリテーション工学　76
リハビリテーションチーム　13
リハビリテーションの中止基準　95

索　引　*247*

リハビリテーションの定義　2
リハビリテーションの理念　1
リラクセーション　53
理学療法　51
離断　111
良肢位　85
療育　126

ル

ルード法　53

レ

連合反応　195

ロ

ロールシャッハ法　48

ロフストランド杖　57

ワ

ワーラー変性　158
ワット　178
鷲指　234
腕神経叢障害　164

【著者略歴】

土 肥 信 之

1941 年　広島県に生まれる
1966 年　慶応義塾大学医学部卒業
1969 年　岡山大学医学部整形外科学教室
1972 年　ニューヨーク大学リハビリテーション科
1976 年　川崎医科大学リハビリテーション科
1979 年　同上助教授
1987 年　藤田学園保健衛生大学医学部教授
　　　　（リハビリテーション医学）
1995 年　広島県立保健福祉短期大学副学長
2000 年　広島県立保健福祉大学学長
2005 年　広島県立保健福祉大学三原地域連携センター長
2007 年　兵庫医療大学教授・リハビリテーション学部学部長
2012 年　逝去

出 江 紳 一

1983 年　慶應義塾大学医学部卒業
1992 年　米国ニュージャージー医科歯科大学ポストドクトラルリサーチフェロー
1993 年　慶應義塾大学病院リハビリテーション科医長
1995 年　東海大学医学部リハビリテーション学講師
1999 年　東海大学医学部リハビリテーション学助教授
2002 年　東北大学大学院医学系研究科肢体不自由学分野教授
2008 年　同医工学研究科教授（現在に至る）
2011 年　東北大学教育研究評議員（2014 年まで）
2014 年　東北大学大学院医工学研究科長（2017 年まで）

関 　 勝

1989 年　慶應義塾大学医学部卒業
1992 年　慶應義塾大学医学部助手（リハビリテーション医学）
1996 年　慶應義塾看護短期大学講師（兼担）
2002 年　静岡市立静岡病院リハビリテーション科科長・同訓練科科長
2004 年　国立成育医療センター第二専門診療部・厚生労働技官
2005 年　防衛医科大学校病院リハビリテーション部助教授・副部長・防衛省教官
2007 年　神奈川県立保健福祉大学教授（人間総合専門基礎担当）
2010 年　慶應義塾大学大学院・健康マネジメント研究科講師（スポーツマネジメント専攻，非常勤）
2013 年　神奈川県立保健福祉大学人間総合専門基礎担当科長

| リハビリテーション医学　第4版 | ISBN978-4-263-24173-8 |

1991年 7 月10日　第 1 版第 1 刷発行
2003年 2 月20日　第 2 版第 1 刷発行
2008年 3 月15日　第 3 版第 1 刷発行
2015年 2 月10日　第 4 版第 1 刷発行
2018年 1 月10日　第 4 版第 4 刷発行

編　者　公益社団法人
　　　　東洋療法学校協会

著　者　土　肥　信　之
　　　　出　江　紳　一
　　　　関　　　　　勝

発行者　白　石　泰　夫

発行所　医歯薬出版株式会社

〒113-8612　東京都文京区本駒込1-7-10
TEL.（03）5395-7641（編集）・7616（販売）
FAX.（03）5395-7624（編集）・8563（販売）
https://www.ishiyaku.co.jp/
郵便振替番号 00190-5-13816

乱丁，落丁の際はお取り替えいたします　　　　　印刷・三報社印刷/製本・明光社
Ⓒ Ishiyaku Publishers, Inc., 1991, 2015. Printed in Japan

本書の複製権・翻訳権・翻案権・上映権・譲渡権・貸与権・公衆送信権（送信可能化権を含む）・口述権は，医歯薬出版（株）が保有します．
本書を無断で複製する行為（コピー，スキャン，デジタルデータ化など）は，「私的使用のための複製」などの著作権法上の限られた例外を除き禁じられています．また私的使用に該当する場合であっても，請負業者等の第三者に依頼し上記の行為を行うことは違法となります．

JCOPY ＜（社）出版者著作権管理機構　委託出版物＞
本書をコピーやスキャン等により複製される場合は，そのつど事前に（社）出版者著作権管理機構（電話03-3513-6969，FAX 03-3513-6979, e-mail:info@jcopy.or.jp）の許諾を得てください．